Ana García Sierra

TÉCNICAS HIPOPRESIVAS EN FISIOTERAPIA

FORMACIÓN ALCALÁ

Se terminó de imprimir en los talleres gráficos de Editorial Zumaque en
Polígono Industrial El Retamal, calle olivo 12, Alcalá la Real (Jaén)
en noviembre de dos mil veintidós.

Su opinión es importante. En futuras ediciones, estaremos encantados
de recoger sus comentarios sobre este libro. Por favor, háganosla llegar a través
de la web: www.faeditorial.es

©Editorial: FORMACIÓN ALCALÁ.
Pol. Ind. El Retamal. Calle olivo 12.
23680 ALCALÁ LA REAL (JAÉN)
info@formacionalcala.com / info@faeditorial.es
www.formacionalcala.com / www.faeditorial.es
Tel. 953 58 53 30

1ª Edición: Noviembre 2022
ISBN: 978-84-18980-51-0
DL: J 546-2022

ÍNDICE

TÉCNICAS HIPOPRESIVAS EN FISIOTERAPIA

AUTORA

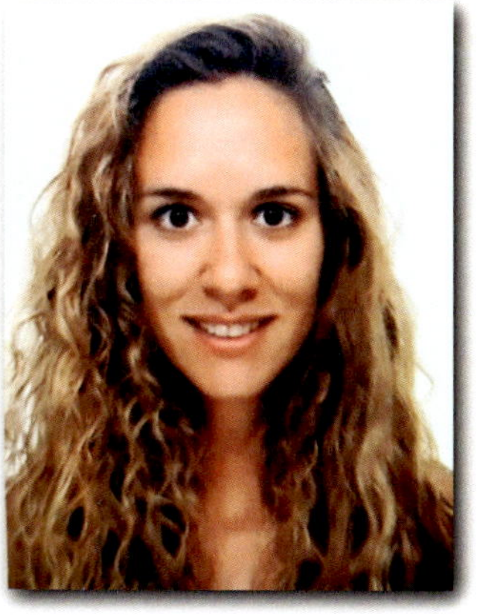

Ana García Sierra (Teruel, 1992). Graduada en Fisioterapia por la Universitat de València, máster en Terapia Manual por la Universidad Autónoma de Madrid, especializada en suelo pélvico, preparación al parto, recuperación posparto, técnicas hipopresivas, pilates terapéutico, cadenas musculares y miofasciales.

Actualmente ejerce su profesión dentro del ámbito de hospitales públicos del Sistema Aragonés de Salud, labor que compagina con la dirección y docencia en el máster en Fisioterapia en Atención Primaria de la Universidad CEU en colaboración con TECH School of Business.

En 2021, publica su primera guía *Fisioterapia en el parto: ejercicios y práctica* con el convencimiento de poder ayudar a mejorar la salud obstétrica de las mujeres.

En 2022, presenta *Técnicas hipopresivas en fisioterapia* para llegar tanto a profesionales que puedan ahondar en el método hipopresivo desde una visión biomecánica, como a todo el público que quiera comenzar a practicar los ejercicios hipopresivos.

PRIMERA PARTE

1. TÉCNICAS HIPOPRESIVAS, ¿QUÉ SON?

Cuando se habla de *técnicas hipopresivas* o *gimnasia abdominal hipopresiva* deben considerarse como elementos indisociables las técnicas posturales, por un lado, y las técnicas respiratorias, por otro, ambas con la misma relevancia para la correcta práctica de los ejercicios hipopresivos.

No se trata únicamente de ejercicios abdominales al uso, ya que su realización implica a otras estructuras corporales que deben estar en correcta armonía, libre de tensiones y restricciones para asegurar una buena práctica. Por ello, es erróneo tratar a los hipopresivos como ejercicios únicamente abdominales.

Es indispensable, por tanto, que se comprenda, por un lado, la importancia de realizar estos ejercicios en una correcta postura, así como establecer unos buenos patrones respiratorios libres de restricciones en el plano estructural y dinámico del cuerpo, hasta finalmente hacer hincapié sobre las estructuras adyacentes en las que indirectamente actuarán estos ejercicios.

El fin último que persigue el método hipopresivo es reducir la presión en las cavidades pélvica, abdominal y torácica para aportar resultados beneficiosos a la persona que los realiza.

Cuando se habla de aprender a gestionar la presión interna, especialmente cuando se realizan actividades de la vida diaria tales como cargar peso, coger en brazos a niños, realizar deporte, sentarse correctamente, toser o reír, se está hablando de saber gestionar de manera correcta la postura en la que se realiza cada gesto deportivo, cada movimiento o cada posición estática para evitar la aparición de algias, patologías o lesiones.

1.1. Origen

La aparición de los hipopresivos, pese al incremento de su demanda y difusión en los últimos años, no es algo novedoso, ya que desde hace cientos de años se practica algo similar en la disciplina ancestral de yoga, con la activación de uno de sus tres pilares más importantes, en este caso *Uddiyana Bandha* que significa en sánscrito *bloqueo abdominal ascendente o succión abdominal*. Con ciertas técnicas los practicantes de Hatha-Yoga buscan revertir bloqueos abdominales, y permitir que el aire fluya de manera más eficaz realizando un vacío abdominal mediante la activación del abdomen y la retención de la respiración tras una exhalación completa.

Como se puede observar es similar a la técnica hipopresiva, solo que esta última alterna posturas estáticas y dinámicas con unas pautas respiratorias concretas que permiten también mejorar la capacidad respiratoria, además de poseer una amplia labor de investigación tanto por parte de su creador como de otros profesionales, para dotar al método de la calidad que requiere la comunidad científica.

El método hipopresivo como tal nace en la década de los 80 del siglo pasado de la mano del fisioterapeuta Dr. Marcel Caufriez, desarrollando un modelo de entrenamiento, con el fin de solventar problemas de la esfera uroginecológica frecuentes en mujeres, al que llamó inicialmente *aspiración diafragmática*, pasando posteriormente a ser una escuela con un método propio llamado *método hipopresivo*. Dicho método está basado en el estudio de numerosos estudios por parte del Dr. Marcel Caufriez sobre anatomía, neurobiomecánica o histoquímica, entre otras neurociencias.

Para comprender mejor su significado, si se desglosa semánticamente la palabra en dos partes *hipo-presivo*, por un lado *hipo* proviene de *hypo,* palabra griega que significa bajo, poco, menor; por otro lado, *presivo* de origen francés *pressive,* significa presión. Es, como su definición indica, un ejercicio que al llevarlo a cabo produce una disminución de presión.

Durante cualquier ejercicio físico, el abdomen aumenta su presión interna si no se gestiona bien, tanto al levantar diferentes cargas, correr, pedalear, realizar una flexión como al saltar. Este exceso de presión, así como su mala gestión puede conllevar diferentes alteraciones en las estructuras de la cavidad abdominal y pélvica, que con el paso del tiempo puede ocasionar la aparición de patologías o disfunciones. No se pretende con esta afirmación decir que el deporte es perjudicial, sino que una mala técnica o ejecución, junto con una gran cantidad de ejercicios que aumenten la presión intracavitaria puede acarrear consecuencias nefastas, por ello la importancia de implementar técnicas hipopresivas como práctica complementaria a otras actividades.

1.2. Beneficios

Aunque comúnmente se asocia la efectividad del método con los beneficios estéticos, con la realización de hipopresivos también se consiguen otros *beneficios* en otras muchas áreas de la salud y del deporte. Entre ellos se pueden enumerar:

- *Físico-estéticos:*
  - Reducción del perímetro abdominal, debido a la tonificación muscular que se produce si se realiza con constancia.
  - Mejora postural que implica una mejora en la apariencia física global.
  - Tonificación muscular.
- *Salud:*
  - Reeducación postural que disminuye dolores de espalda.
  - Mejora de las algias producidas por las hernias debido a dos factores:
    - » La descompresión que se ejerce sobre la columna vertebral.
    - » La tonificación y normalización de la musculatura de la faja abdominal.
  - Prevención también de hernias inguinales, crurales y de prolapsos o celes del suelo pélvico.
  - Reducción y mejora de la diástasis abdominal.
- *Recuperación tras el parto:*
  - Mejora postural tras los cambios producidos por el embarazo.
  - Reducción del dolor lumbar, muy común en gestantes.
  - Mejora de la diástasis del abdomen tras el aumento del volumen por el embarazo.
  - Recuperación del tono muscular del suelo pélvico.
  - Mejora de la función sexual.
  - Ayuda en la recolocación visceral, lo que comúnmente se conoce en la jerga coloquial como *entuertos.*
  - Disminución de los síntomas de incontinencia urinaria.
  - Mejora del tránsito intestinal.
  - Mejora en la circulación de retorno, previniendo edemas y mejorando la sensación de pesadez en las extremidades inferiores.
  - Disminución de los efectos producidos por las intervenciones quirúrgicas tales como cesáreas o episiotomías, ayudando a las cicatrices a

mejorar su aspecto, y funcionalidad por la tracción que se ejerce sobre el tejido miofascial al realizar los ejercicios hipopresivos.

- *Aumento del rendimiento deportivo:*
  - Mejora de los parámetros respiratorios.
  - Resistencia a la desaturación de oxígeno.
  - Mejoras biomecánicas por la mejora postural corporal global.
- *Disminución del dolor lumbar.*
- *Mejora de la circulación de retorno.*
- *Aumento de la capacidad respiratoria.*
- *Prevención y tratamiento de la incontinencia urinaria de esfuerzo.*
- *Reducción del perímetro del abdomen.*
- *Mejora de la sexualidad.*
- *Mejora del tránsito intestinal.*
- *Aumento del rendimiento deportivo.*
- Como cualquier otra práctica deportiva, *mejora el estado de ánimo* al liberar ciertas hormonas implicadas en el correcto mantenimiento anímico, como la serotonina o las endorfinas.

1.3. Indicaciones

Además de las indicaciones estéticas y deportivas, desde el punto de vista de la rehabilitación se encuentran las siguientes *indicaciones:*

- *Ginecológicas:*
  - Fortalecimiento del suelo pélvico, tanto en mujeres nulíparas como en multíparas.
  - Incontinencia urinaria.
  - Diástasis abdominal.
  - Dismenorrea.
  - Disfunciones sexuales, junto con tratamiento psicológico o ginecológico.
- *Aparato locomotor:*
  - Cervicalgias, dorsalgias y lumbalgias de origen mecánico.
  - Escoliosis.
  - Debilidad muscular de la faja abdominal como tratamiento activo para las hernias de origen vertebral.
  - Reeducación postural.
- *Estreñimiento.*
- *Insuficiencia venosa periférica.*

- *Hernias* de hiato, paraestomales, inguinales o crurales.
- A modo de *prevención* de cualquiera de las patologías mencionadas previamente.

1.4. Contraindicaciones

No se aconseja realizar ejercicios hipopresivos si por recomendación médica se prohíbe, como cualquier otra práctica deportiva.

En el caso de la gimnasia abdominal hipopresiva se encuentran como *contraindicaciones* los siguientes casos:

- Personas con *hipertensión arterial*. En este caso si el médico lo considera oportuno se pueden realizar ejercicios de manera individual bajo la supervisión de un profesional en todo momento, siendo una contraindicación absoluta la práctica en grupo si se padece hipertensión arterial.
- *Embarazadas*. Los ejercicios hipopresivos pueden producir contracciones uterinas desencadenando, por tanto, un parto prematuro o un aborto, sin embargo, se considera una contraindicación relativa ya que, aunque las pautas respiratorias con apneas están descartadas, sí que se recomienda llevar a cabo las pautas posturales por sus beneficios sobre la columna vertebral o las articulaciones.
- *Posparto inmediato*. Las primeras seis semanas tras el parto no se recomienda realizar hipopresivos, aunque se sigue haciendo hincapié en el cuidado postural.
- En el caso de padecer *problemas articulares* en caderas, rodillas u hombros se debe adaptar la práctica a las condiciones físicas de la persona, siendo por tanto aconsejable realizar hipopresivos de manera individual para poder diseñar la clase únicamente para esa persona.
- *Enfermedades respiratorias obstructivas y restrictivas*. En este caso, debido a las alteraciones propias de la enfermedad en la saturación de oxígeno en sangre que presentan estos pacientes. Como siempre se remarca la importancia de implementar quizás las pautas posturales.
- *Cardiopatías graves*.

2. BIOMECÁNICA CORPORAL RELACIONADA Y ESTRUCTURAS IMPLICADAS

Conocer, aunque sea mediante unas nociones básicas, los elementos que conforman el eje vertebral de la práctica de ejercicios hipopresivos, es de gran utilidad para su posterior realización. Por ello, aunque abarca la globalidad del cuerpo humano, se van a analizar de manera detallada sus dos principales *componentes:* la respiración y la postura, y, por ende, las estructuras más representativas de orden craneal hacia caudal.

2.1. Aparato respiratorio

El ser humano, como el resto de los mamíferos, necesita consumir oxígeno (O_2) y generar anhídrido carbónico para poder mantener cubiertas sus funcionales vitales y mantener la homeostasis corporal. El aparato respiratorio junto con el sistema cardiovascular, trabajan en equipo para realizar de manera eficiente el intercambio gaseoso gracias al ingreso de O_2 que necesitan las células para su correcto funcionamiento y la eliminación de CO_2, todo esto conduce al proceso de la respiración. Para que este intercambio se produzca, se necesita un transportador que se encargue de renovar de manera continuada el oxígeno de las células y las sustancias de desecho que estas generan, siendo la sangre este vehículo encargado en el intercambio de gases.

Se llama respiración a la entrada y salida de aire en los pulmones. Por una parte, se encuentra la ventilación pulmonar, que implica el intercambio gaseoso entre los alvéolos pulmonares y la atmósfera, permitiendo que la sangre con carencia de oxígeno se transforme en sangre saturada de oxígeno. Por otro lado, la respiración celular que se produce a nivel tisular permite que se produzca intercambio gaseoso por el transporte de oxígeno en sangre y la oxidación de nutrientes producidos en la propia célula.

2.1.1. Estructura del aparato respiratorio y componentes

El aparato respiratorio se divide según su estructura en varias *partes:* por una, las vías respiratorias superiores e inferiores y, por otra, los pulmones.

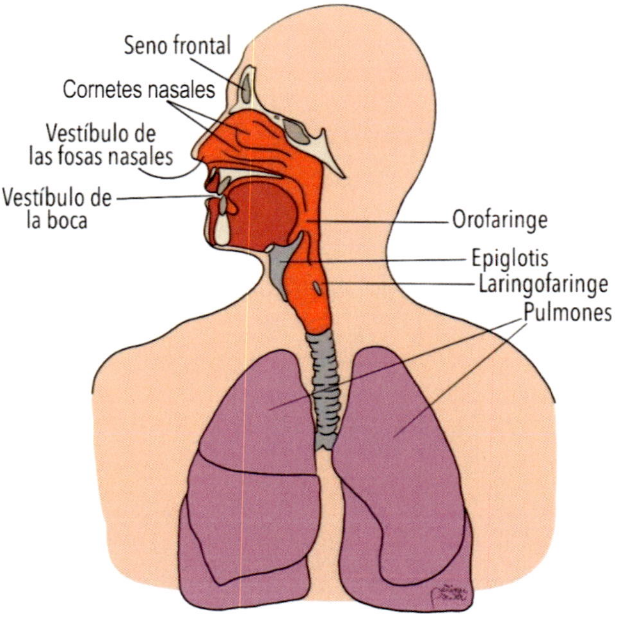

Figura 2.1. *Componentes del sistema respiratorio. Fuente: Perinupower, 2022.*

A) Vías respiratorias

Son las encargadas en transportar el aire desde el exterior hasta los pulmones en la inhalación, y conducirlo al revés de los pulmones al exterior en la exhalación.

- *Vías respiratorias superiores:*
  - *Fosas nasales:* formadas por las dos cavidades de la nariz y separadas entre sí por el tabique nasal, comunican directamente con la faringe por las coanas en su parte posterior. Además de calentar, filtrar y humede-

cer el aire que entra por la cavidad nasal, también tienen la función de actuar como caja de resonancia para la voz.

- *Faringe:* situada directamente por detrás de las fosas nasales y por delante de las vértebras cervicales, se comunica con la laringe por su parte anterior y con el esófago por la parte posterior. Se divide a su vez la faringe en tres *partes:*
  - » *Nasofaringe:* se encuentra detrás de la cavidad nasal y comunica con ella por las coanas. Sus paredes laterales comunican a su vez con el oído medio. Su hipertrofia provoca dificultad de respiración por la nariz.
  - » *Orofaringe:* es la parte media de la faringe cuya función es digestiva y respiratoria, dejando pasar aire, alimentos y líquidos. La inflamación de esta parte produce amigdalitis.
  - » *Laringofaringe:* es la última parte de la faringe, como la orofaringe, en ella divergen el aparato respiratorio y digestivo.

- *Vías respiratorias inferiores:*
  - *Laringe:* formada por tejido cartilaginoso y ligamentario, comunica la laringofaringe con la tráquea. En esta zona se encuentran estructuras relevantes como son la epiglotis, glotis y cricoides (conocida esta última vulgarmente como nuez). Es importante durante la deglución, ya que, junto con la faringe, se elevan permitiendo la recepción del alimento. Mientras llega el alimento la faringe desciende la epiglotis permitiendo que se cierre la vía aérea para que el alimento continúe hacia el esófago, y no hacia las vías aéreas. En caso de que este proceso falle, aparece el reflejo de tos con el fin de expulsar las sustancias que se hayan desviado hacia la laringe.
  - *Tráquea:* es un conducto formado por anillos de cartílago abiertos en su parte posterior que une la laringe con los bronquios primarios.
  - *Bronquios primarios:* la tráquea se bifurca en su parte final en dos bronquios que conectan cada uno con el pulmón derecho e izquierdo, siendo más transversal el izquierdo y más vertical el derecho por la disposición propia del mediastino para poder albergar a su vez el corazón. Estos bronquios primarios se dividen en secundarios siendo en total cinco, tres en el pulmón derecho y dos en el izquierdo. Tras estos bronquios secundarios o lobulares aparecen los terciarios o segmentarios, siendo en total dieciocho, diez en el pulmón derecho y ocho en el izquierdo. Esta ramificación continúa con los bronquiolos terminales,

que junto con los anteriormente nombrados permiten que el aire inspirado llegue hasta las zonas pulmonares donde se produce el intercambio de gases.

B) Pulmones

Son dos órganos que se encuentran en la cavidad torácica, ubicados por encima del diafragma torácico hasta el borde superior de las clavículas siendo el límite anatómico lateral, anterior y posterior las costillas. Ambos están a su vez envueltos por dos capas de membrana serosa conocida como *pleura o membrana pleural* (dividida en pleura parietal y visceral).

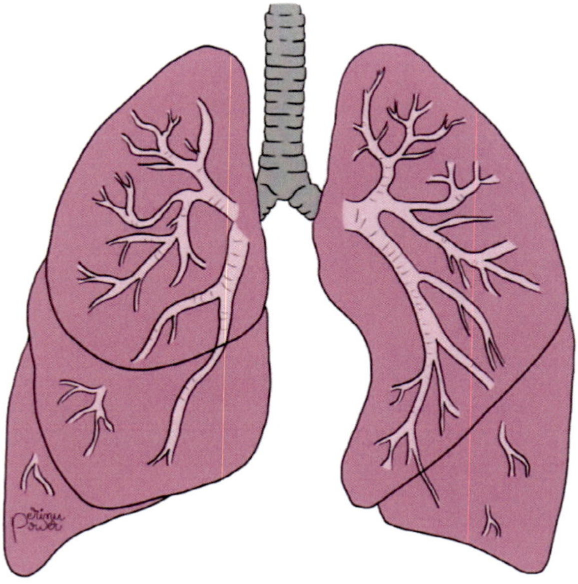

Figura 2.2. *Los pulmones desde una vista anterior. Fuente: Perinupower, 2022.*

Los bronquiolos terminales se ramifican en conductos alveolares y finalmente desembocan en los alveolos pulmonares. Los alveolos pulmonares son células epiteliales o neumocitos que facilitan el intercambio gaseoso. A su vez, secretan surfactante que facilita la ventilación y actúan como barrera defensiva ante partículas que puedan aparecer siendo fagocitadas.

2.1.2. Cavidad torácica y musculatura respiratoria

Tanto las estructuras óseas, como la musculatura y las vísceras, están íntimamente interrelacionadas durante la respiración y la ejecución de las diferentes prácticas deportivas que soliciten su activación específica.

La estructura ósea, donde se enmarca el sistema respiratorio es la *caja torácica* y está compuesta por diferentes huesos:

- Las *clavículas* en su parte superior, donde se inserta musculatura accesoria que ayuda a la respiración en caso de un sobresfuerzo.
- El esternón, un hueso plano dividido en *manubrio*, cuerpo y *apófisis xifoides,* en la parte anterior de la caja torácica.
- Las *costillas* en la parte tanto anterolateral como posterolateral. Las costillas superiores aumentan el diámetro longitudinal del tórax, y las costillas inferiores aumentan el diámetro transversal del tórax.

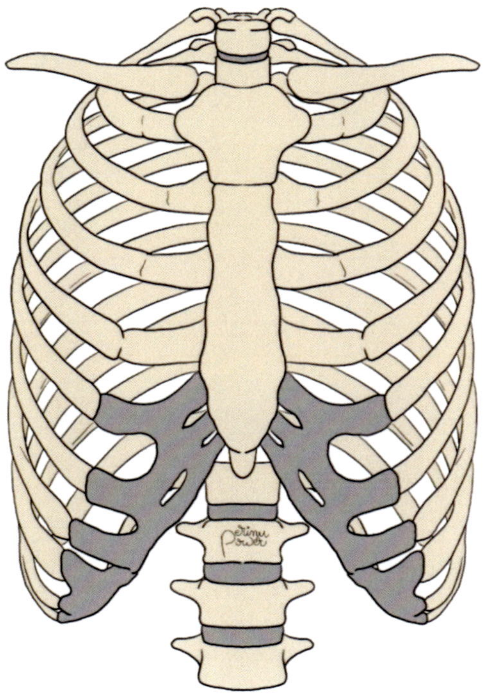

Figura 2.3. *Caja torácica. Visión anterior. Fuente: Perinupower, 2022.*

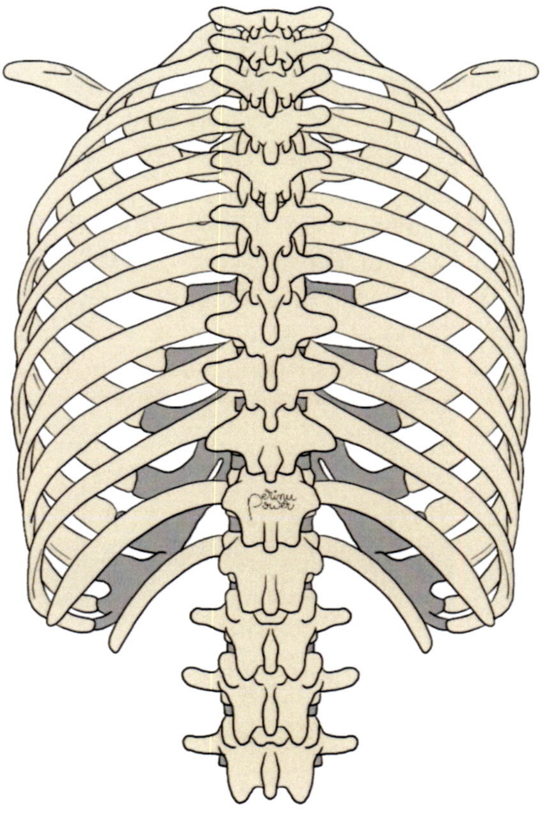

Figura 2.4. *Caja torácica. Visión posterior. Fuente: Perinupower, 2022.*

- *Columna vertebral,* en su parte posterior permiten que las costillas se inserten en ellas tanto en el cuerpo de la vértebra, como en sus apófisis transversas.

Para entender el mecanismo respiratorio es indispensable explicar con precisión todos los componentes que lo integran, y en particular las relaciones con el conjunto del tronco, ya que la estática y dinámica corporal no se entienden la una sin la otra.

La caja torácica por su parte superior suspende los pulmones, pleuras y ligamentos, dividiendo dicha cavidad del compartimento abdominal gracias al diafragma. Por ello, la caja torácica es a la vez rígida y flexible. Rígida, para cumplir con el rol de proteger a los órganos vitales y servir de punto de anclaje fijo de la musculatura; y flexible, para ayudar con su movilidad al gesto respiratorio y reparto de presiones.

Dentro de la *musculatura inspiratoria* se encuentran:

- *Músculos principales:*
  - – Diafragma.
  - – Músculos intercostales externos.
- *Músculos accesorios:*
  - – Escalenos.
  - – Esternocleidomastoideo.
  - – Pectoral menor y mayor.
  - – Dorsal ancho.

Respecto a la *musculatura que interviene en la exhalación*, es importante remarcar que se trata de una fase pasiva producida por la relajación del diafragma, pero cuando se produce un esfuerzo que requiere la intervención de una musculatura que ayude, los músculos que asisten son los siguientes:

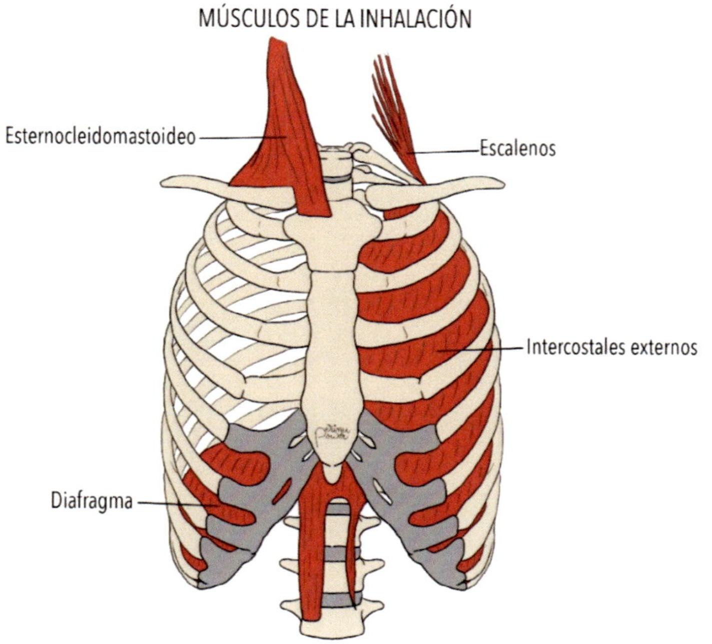

Figura 2.5. *Musculatura que interviene en la inhalación. Fuente: Perinupower, 2022.*

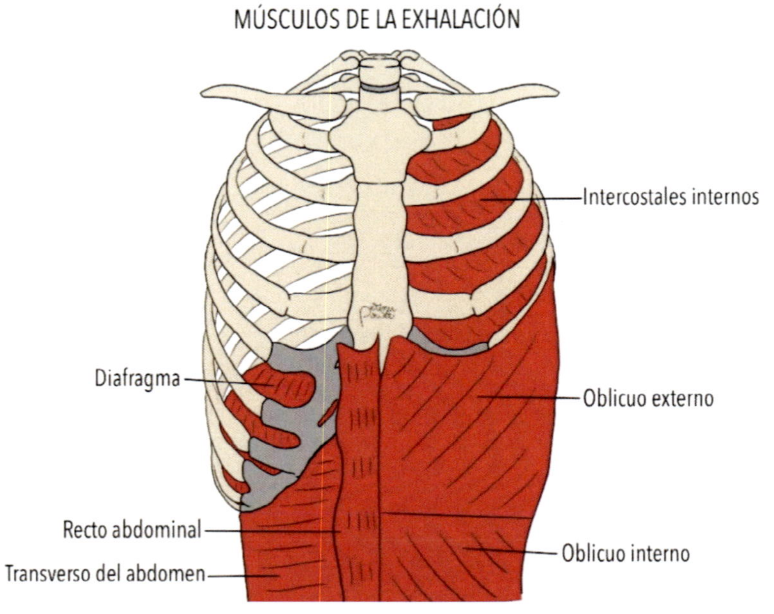

Figura 2.6. *Musculatura que interviene en la exhalación. Fuente: Perinupower, 2022.*

- Músculos intercostales internos.
- Músculos oblicuos externos.
- Músculo transverso abdominal.
- Músculo recto abdominal.

2.1.3. Fisiología respiratoria

A nivel fisiológico durante la respiración se producen varios *procesos* importantes desde que entra el aire hasta que es expulsado. Estos son:

Ventilación

Se puede denominar ventilación a la renovación continua de aire pulmonar que se produce en el organismo durante la inspiración y espiración.

En la *inspiración* se contrae el diafragma y los músculos intercostales externos para facilitar la ampliación de la cavidad torácica permitiendo de esa forma que entre mayor volumen de aire. Por otro lado, los músculos intercostales externos ayudan en esta fase a elevar las costillas hacia arriba y hacia delante para ampliar todavía más el diámetro costal.

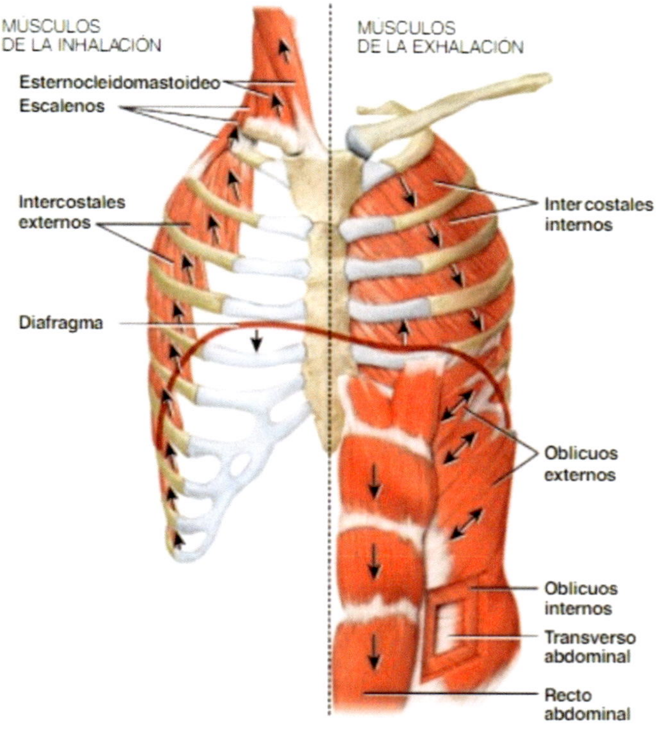

(a) Músculos de la inhalación (izquierda); músculos de la exhalación (derecha); las flechas indican la dirección de la contracción muscular

Figura 2.7. *Musculatura que interviene en la inhalación y en la exhalación en su conjunto. Fuente: Rikkerdon et al., 2018.*

Existen, por otro lado, lo que se conocen como músculos accesorios de la respiración que se solicitan cuando se necesita reforzar esa entrada de aire como puede ser durante el ejercicio físico. Por ello durante los hipopresivos es muy frecuente que se muestren marcados los esternocleidomastoideos y los escalenos, ante la solicitud de ese sobresfuerzo.

La *espiración*, por contra, se produce por la relajación de los músculos que participan en la respiración, y aunque se puede forzar durante la práctica física o en el caso de algunas patologías, no debe ser habitual en la respiración normal.

Estos músculos son muy importantes durante la práctica de hipopresivos ya que de manera indirecta se les solicita en un primer momento, para luego contraerlos de manera voluntaria. Esta musculatura es la abdominal, los rectos del abdomen, transverso abdominal y oblicuos. Estos últimos pudiendo llegar a evidenciarse durante la última fase espiratoria y la apnea o vacío abdominal que se produce en la práctica de hipopresivos.

Sin profundizar mucho en los volúmenes y capacidades pulmonares, es importante conocer que la capacidad pulmonar se puede entrenar, mejorar y adaptar. Cuando se realizan ejercicios hipopresivos, muchas personas al comenzar a practicarlos sienten temor de la sensación de ahogo que puede llegar a producir, debido probablemente al desconocimiento inicial, ya que como se ha mostrado anteriormente, salvo que por contraindicación médica esté desaconsejada su práctica, ninguna persona va a sufrir ningún ahogamiento.

Difusión de gases

El intercambio de gases tanto del oxígeno desde los alveolos hacia los capilares pulmonares como del dióxido de carbono en la dirección contraria se produce gracias a que estos gases atraviesan la membrana respiratoria que permite que de manera pasiva se produzca dicha difusión.

En condiciones normales esta membrana es fina y permite que este intercambio se garantice con éxito, pero en casos de patologías o enfermedades respiratorias el espesor puede aumentar la dificultad de circulación de los gases.

Transporte de gases

Por un lado, el transporte de *oxígeno* puede producirse o bien disuelto o unido a un transportador que ayude a su difusión, en este último caso gracias a una proteína llamada *hemoglobina* se llega a transportar unos 250 ml de oxígeno por litro de sangre.

Por otro lado, el *dióxido de carbono* se transporta también disuelto, y en su caso sí que se puede transportar disuelto en plasma ya que es más soluble que el oxígeno, que requiere ayuda para su transporte. También puede ser movilizado por el cuerpo como bicarbonato y como compuestos carbamínicos.

Regulación de la ventilación por el sistema nervioso central

La función principal que tiene el sistema respiratorio es garantizar que se produzca el intercambio de gases entre el organismo del individuo y la atmósfera, para asegurar su supervivencia. Este objetivo se consigue gracias al sistema nervioso central, que regula tanto la información del exterior o la necesidad del individuo (si está en reposo o requiere mayor aporte de oxígeno ante un esfuerzo o actividad), y las órdenes internas que emite a la musculatura respiratoria para

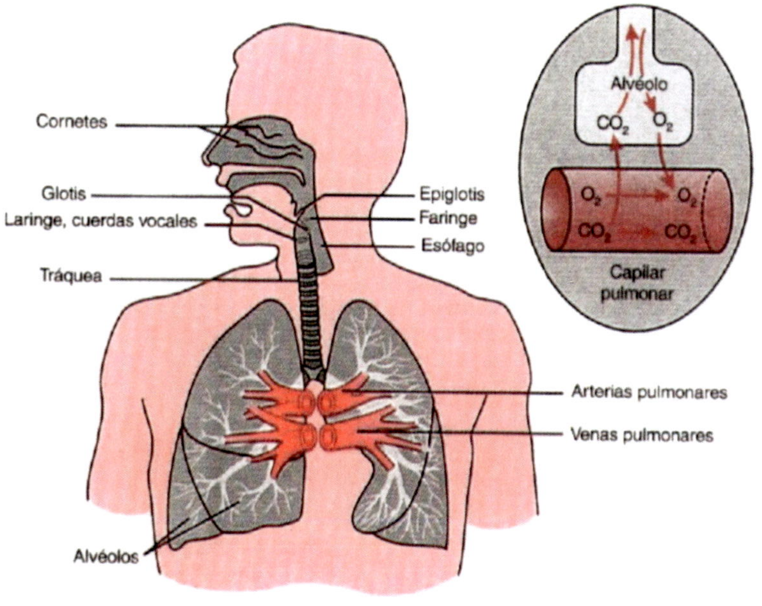

Figura 2.8. *Aparato respiratorio. Fuente: Guyton & Hall, 2021.*

que se contraigan de manera intermitente, y así permitir que haya un caudal de aire óptimo en todo momento para que se produzca la ventilación.

2.2. Diafragma torácico

El diafragma es un músculo circular abovedado que divide la cavidad torácica de la cavidad abdominal, permitiendo que se produzca el intercambio gaseoso y la movilidad de las vísceras (manteniéndolas suspendidas, móviles, libres y en su correcta posición). Es el músculo de la respiración por excelencia y cualquier restricción de la movilidad altera su función.

El buen funcionamiento diafragmático es crucial por las repercusiones locales y a distancia que ocasiona la alteración de su movilidad. Influye sobre diversas *funciones orgánicas* tales como:

- Respiración
- Estática
- Circulación
- Digestión
- Articulación de sonidos

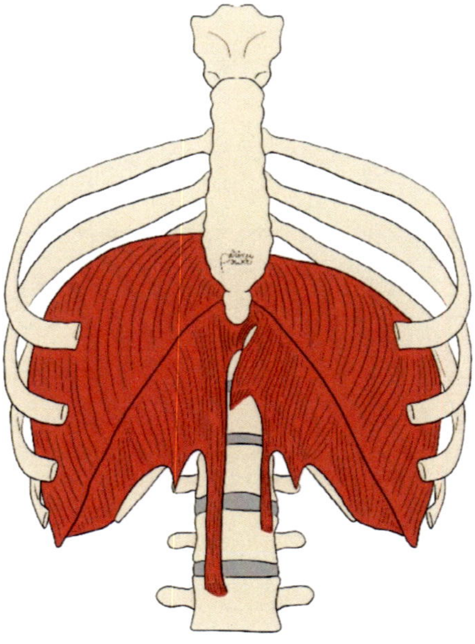

Figura 2.9. *Músculo diafragma torácico. Fuente: Perinupower, 2022.*

Se trata de un músculo en forma de cúpula que separa las cavidades torácica y abdominal, siendo esta cúpula más elevada en la parte derecha que en la izquierda por la relación que tiene con el resto de las vísceras abdominales en su límite inferior, así como los pulmones y pericardio en su parte superior.

Además de las vísceras, existen también relaciones aponeuróticas del diafragma con el transverso del abdomen, el cuadrado lumbar y los psoas ilíacos. Esta estrecha relación representa una importante relevancia tanto en la disposición inicial en la que se encuentre el diafragma como los músculos adyacentes, las tensiones que contengan o las presiones que gestionen.

Resulta interesante remarcar que el diafragma está en medio de dos espacios casi herméticamente cerrados. Por arriba, aspirado por el vacío pleural e inmediatamente debajo de él, suspendido junto a los órganos intratorácicos a toda la columna dorsal alta hasta la última vértebra cervical C7.

Debido a su posición anatómica y sus funciones, es el elemento estrella de la técnica hipopresiva, capaz de ejercer modificaciones en otras estructuras como, por ejemplo, las vísceras abdominopélvicas, que se benefician de esta suspensión y aspiración que sufre el diafragma, o el suelo pélvico que se ve beneficiado

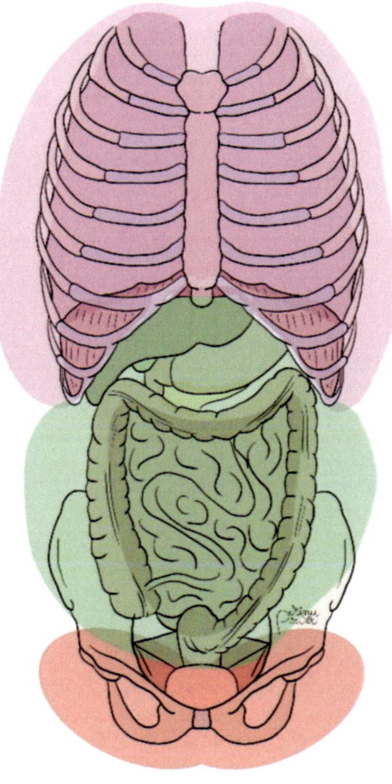

Figura 2.10. *Relación y diferenciación de la caja torácica (en rosa), cavidad abdominal (en verde) y cavidad pélvica (en rojo). Fuente: Perinupower, 2022.*

o perjudicado ante esta ritmicidad. Todo esto va a ser posible sin olvidar a la estructura ósea que lo sostiene, ya que la respiración está fuertemente ligada a la estática vertebral y torácica.

Las *presiones intracavitarias o internas* son las causantes del equilibrio estático y dinámico del cuerpo en todas sus funciones (con sus componentes circulatorios, linfáticos, viscerales, musculares y óseos). Cuando el músculo diafragma se contrae, se produce un descenso automático del centro frénico que empuja las vísceras en dirección caudal. Estas vísceras son contenidas gracias a la acción del músculo transverso del abdomen, que en circunstancias saludables dirige la presión hacia arriba, evitando que se ejerza sobre el periné.

Mientras dicha presión aumenta en el abdomen, necesariamente disminuye en el tórax. El aumento de presión intraabdominal comprime las venas de forma que la sangre venosa es *succionada* hacia el tórax (que está en presión negativa).

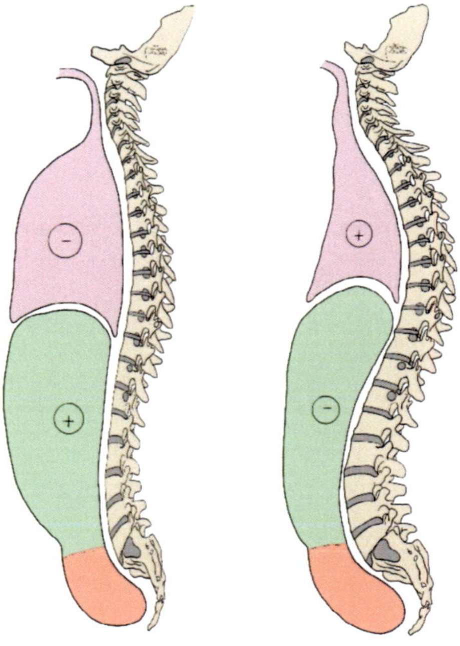

Figura 2.11. *Juego e intercambio de presiones entre el tórax y abdomen, con sus repercusiones sobre la pelvis. Fuente: Perinupower, 2022.*

Cuando el músculo diafragma se relaja, se produce un ascenso del centro frénico favoreciendo la salida de aire de los pulmones. En ese momento se intercambian las presiones, siendo en el tórax la presión muy fuerte (presión positiva). Esta brusca depresión intraabdominal favorece que la sangre venosa penetre en la cavidad pélvica desde los miembros inferiores. Además, esta aspiración estará favorecida si la columna cervical está bien erguida en su conjunto y libre de restricciones.

Respecto a esto último, Esparza (2001), hace referencia a los términos hipopresivo e hiperpresivo como una relación matemática entre la diferencia de presión (DP) y la diferencia de volumen (DV) dada en una misma situación funcional DV/DP = constante.

La hiperpresión en la cavidad abdominal se produce cuando la variación de presión es positiva tanto en la fase inspiratoria como en la espiratoria, mientras que la hipopresión aparece cuando la diferencia de presión que se obtiene es negativa. El Dr Caufriez tasó la hiperpresión abdominal como aquella diferencia de presión igual o superior a 30 mmHg, mientras que la hipopresión será igual o inferior a 0 mmHg.

Por ello, se puede afirmar que el diafragma tiene importantes *vínculos* con:

Elementos torácicos

La respiración está ligada a la estática vertebral, ya que el diafragma está suspendido aponeuróticamente a la columna dorsal, y esta a su vez a la columna cervical. Durante la inspiración este punto fijo que toma el centro frénico sobre el cuello, más concretamente en C7, va a permitir que esta inspiración sea más eficiente o menos en función de la dinámica vertebral de la columna cervical.

Cuando existen restricciones musculares, rigidez ósea o excesiva cifosis dorsal estructurada de años de evolución, esta dinámica respiratoria no va a ser igual de eficiente.

Tal y como se muestra en la ilustración siguiente, tanto las costillas en su inserción costal, lás vértebras en su función estática, como el diafragma como elemento móvil, van a verse afectados en la inspiración y espiración.

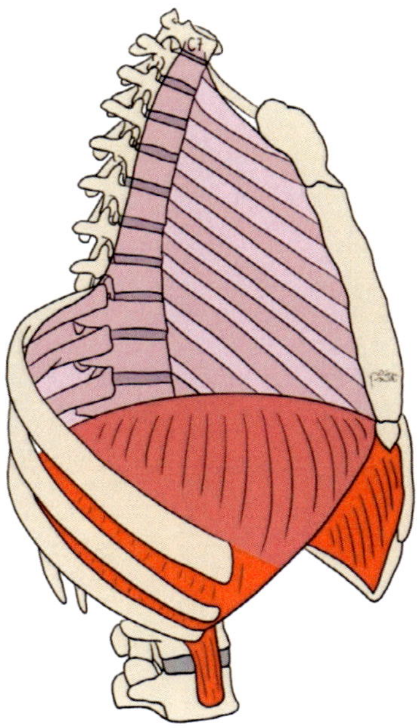

Figura 2.12. *Relación entre el diafragma (en rojo) con la zona tanto torácica como cervical, a través de la fascia endotorácica (en rosa). Fuente: Perinupower, 2022.*

Órganos abdominales

Además de contener a los órganos, el diafragma también mantiene relación con ellos debido a diversos *ligamentos* que suspenden a dichas vísceras:

- Ligamento frenogástrico en el estómago.
- Ligamento falciforme para el hígado.
- Ligamentos frenocólicos derecho e izquierdos suspenden el hígado y el colon, respectivamente.

Junto con estos ligamentos, también se adhiere al diafragma la fascia perineal, o el intestino delgado que se sitúa en los pilares del diafragma.

Cuando se produce una aspiración hacia arriba, bien sea basal o provocada como en el caso de los hipopresivos, el diafragma tira inevitablemente de los órganos que están en relación con él. Debido a ello, la continua práctica de hipopresivos mejora inevitablemente las digestiones y deposiciones, ayudando a la propia ritmicidad del sistema digestivo, pero, a su vez, se desaconseja realizar estos ejercicios inmediatamente después de comer.

En la siguiente imagen se representa con mayor claridad esta relación del diafragma con las vísceras abdominales, y por tanto la repercusión sobre estas que puede llegar a ejercer.

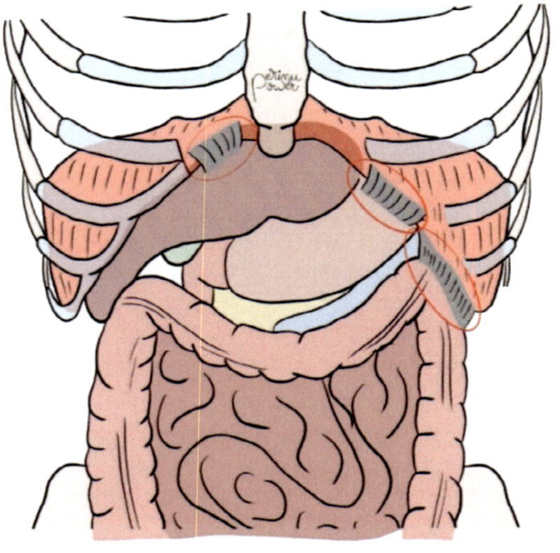

Figura 2.13. *Relación del diafragma con los ligamentos frenogástrico, falciforme y frenocólicos (rodeados por un círculo de color rojo). Fuente: Perinupower, 2022.*

Estática vertebral

El diafragma, si se encuentra libre de tensiones, participa en la estática vertebral dando ritmo, ya que en la inspiración endereza activamente los segmentos vertebrales sobre los que se apoya, y durante la espiración con el ascenso del centro frénico devuelve al segmento óseo su lugar. La inserción del diafragma en la última vértebra dorsal y en las primeras lumbares da lugar a la lordosis lumbar, indispensable además para que los discos intervertebrales se mantengan sanos (ya que si se encuentran cuneiformes tendrán menor riesgo de protrusión o hernia).

Para que esta lordosis se mantenga no solo participa el diafragma, necesita de musculatura antagonista que mantenga las curvas fisiológicas de la columna vertebral. En este caso, el transverso abdominal al contraerse empuja la columna vertebral hacia atrás y produce una ligera retroversión pélvica, que, junto al cuadrado lumbar, que tracciona las vértebras lumbares hacia atrás, y al psoas iliaco producen la deslordosis fisiológica durante la respiración proporcionando esa ritmicidad tan necesaria.

2.3. Musculatura abdominal

Como se ha comentado anteriormente la aponeurosis del diafragma se encuentra en continuidad con las del cuadrado lumbar, psoas iliaco y transverso del abdomen. Además, el diafragma es el músculo que delimita las cavidades torácica y abdominal. Dentro de la *musculatura abdominal o relacionada* con esta se encuentran:

- *Cuadrado lumbar:* participa de manera unilateral en la flexión homolateral del tronco y bilateralmente en la presión abdominal y la espiración.
- *Transverso abdominal:* su función principal es la contención de las vísceras abdominales, regula la presión abdominal, la espiración y es estabilizador de la columna lumbar. Durante la inspiración se contrae principalmente la parte infraumbilical que es donde mayor número de fibras musculares se concentran en este músculo. Esta activación refuerza al diafragma pélvico para facilitar las presiones que pueden llegar a ella durante la inspiración.
- *Iliopsoas (músculo psoas mayor y músculo ilíaco):* destaca su función a nivel lumbar en la erección del tronco y la flexión homolateral.
- *Oblicuo externo:* la contracción unilateral hace latero flexión y rotación al lado contrario.
- *Oblicuo interno:* su contracción unilateral realiza latero flexión y rotación homolateral.

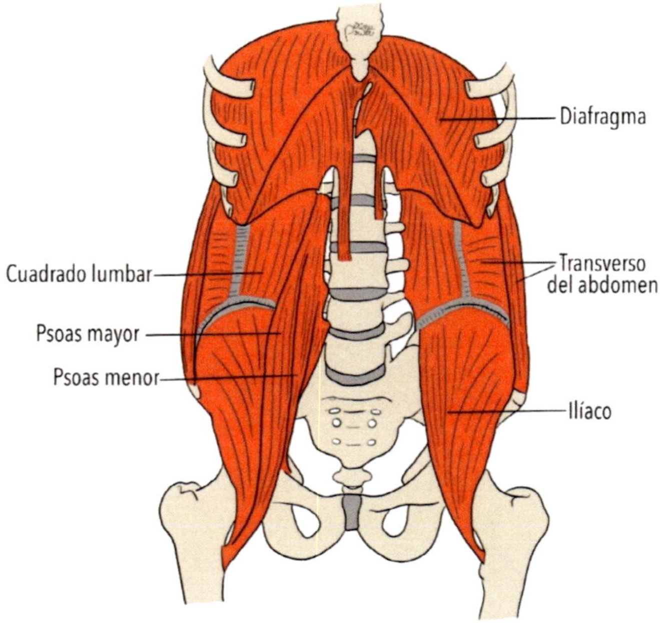

Figura 2.14. *Musculatura cavidad abdominal.Fuente: Perinupower, 2022.*

- *Recto del abdomen:* a parte de la flexión del tronco participa también en la elevación de la pelvis y el mantenimiento de la presión abdominal.
- *Multífidos:* su activación aumenta la tensión de la fascia toracolumbar por sus inserciones, y contribuye al mecanismo de autoprotección de la pelvis por la transferencia de energía desde el tronco a los miembros inferiores.

2.4. Suelo pélvico

El suelo pélvico está formado por un gran entramado funcional de músculos, fascias y ligamientos que participan en el sostenimiento de los órganos pélvicos, contención urinaria y fecal, así como también en la función sexual y reproductora.

Todo este entramado se encuentra situado dentro de la pelvis. Desde el punto de vista obstétrico, en las mujeres se divide en pelvis mayor y pelvis menor, siendo la primera un espacio virtual y la segunda un espacio real.

La *pelvis mayor* contiene los órganos abdominales situados en el peritoneo justo por encima de los órganos reproductivos pertenecientes ya a la pelvis

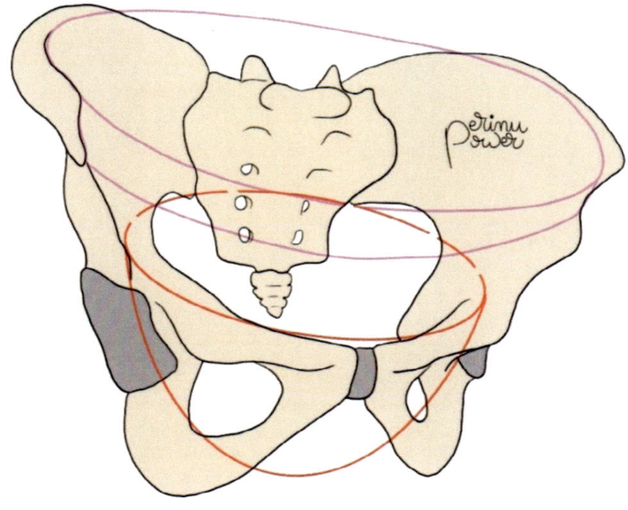

Figura 2.15. *Pelvis mayor en rosa, pelvis menor en rojo. Fuente: Perinupower, 2022.*

menor. El peritoneo y el suelo pélvico delimitan la cavidad de la pelvis de la siguiente manera:

- Límite superior: caja y diafragma torácico.
- Límite anterior y lateral: musculatura abdominal.
- Límite posterior: columna vertebral y pelvis (ilíacos, sacro y cóccix).
- Límite inferior: musculatura del suelo pélvico.

La estructura ósea perteneciente a la *pelvis menor o verdadera* donde se enmarca el suelo pélvico y cuya función es indisociable son:

- Ambos ilíacos.
- Sacro.
- Cóccix.
- Vértebras lumbares.

Conocida la estructura ósea donde se enmarca, el suelo pélvico está formado por el diafragma pélvico, la membrana perineal y los músculos profundos del periné.

Esta musculatura profunda también llamada *diafragma pélvico* está constituida por los músculos elevador del ano e isquiococcígeos.

La actuación conjunta de todos estos músculos produce la elevación del suelo pélvico, ayudando a la musculatura del abdomen a comprimir y contener el contenido abdominal y pélvico, muy importante en la micción, defecación,

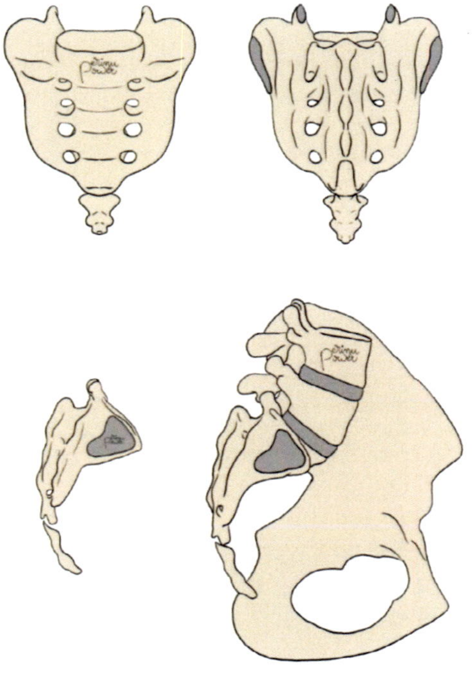

Figura 2.16. *Componentes óseos de la pelvis menor. Fuente: Perinupower, 2022.*

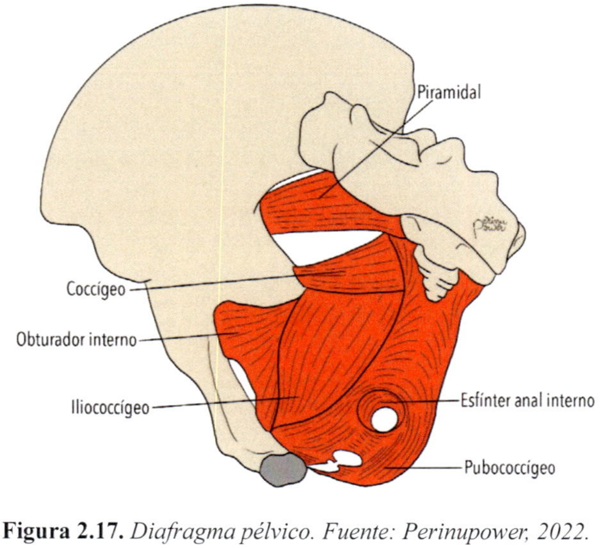

Figura 2.17. *Diafragma pélvico. Fuente: Perinupower, 2022.*

vómito, espiración forzada o en el levantamiento de objetos pesados, ya que es el punto fijo del tronco mientras los miembros superiores realizan el movimiento.

Todas estas funciones, como se puede apreciar, están estrechamente relacionadas con la gestión de presiones internas. Si existe exceso de presión abdominal, el diafragma torácico empuja hacia el suelo pélvico este exceso que será recibido de forma negativa por el diafragma pélvico, pudiendo provocar prolapsos o incontinencia.

En el caso de las mujeres por la disposición anatómica del suelo pélvico esta mala gestión o exceso de presiones va a repercutir directamente sobre el

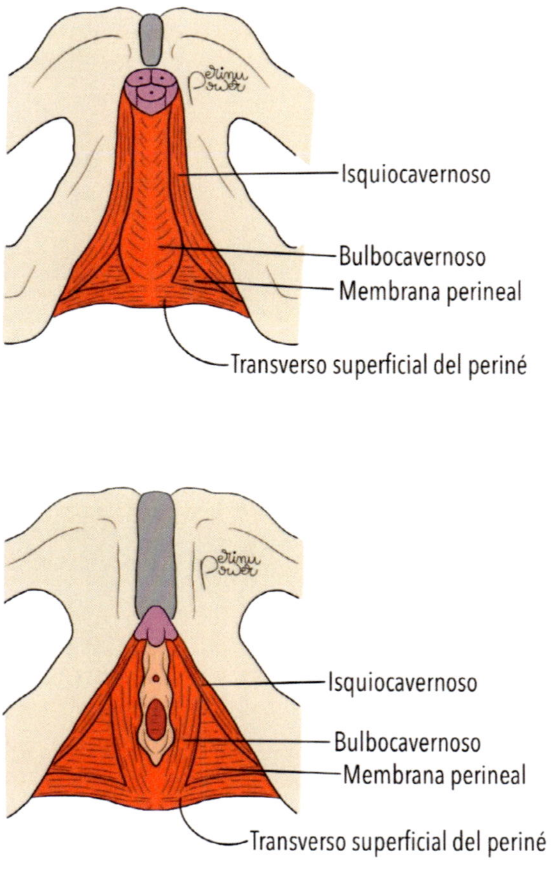

Figura 2.18. *Diferencia entre musculatura y pelvis ósea en sexo femenino y masculino. Fuente: Perinupower, 2022.*

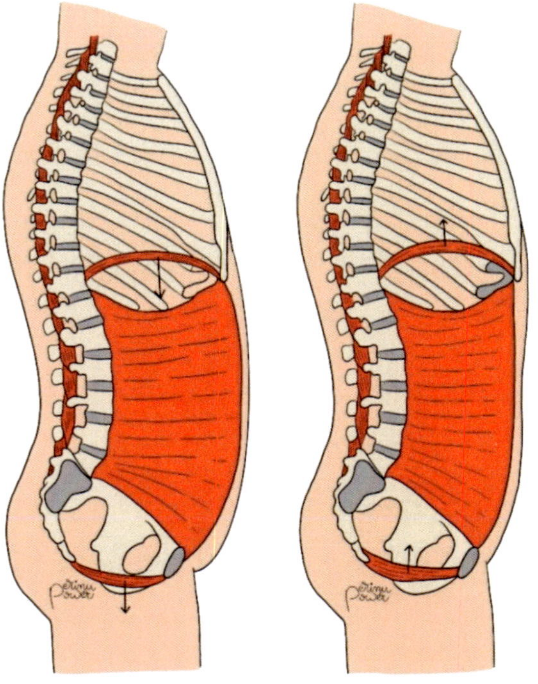

Figura 2.19. *En la figura de la izquierda, durante la inhalación el periné resiste la presión del diafragma y el transverso está relajado. En la figura de la derecha durante la exhalación el transverso se activa para favorecer la salida de aire, mientras el periné deja de sufrir la presión del diafragma torácico. Fuente: Perinupower, 2022.*

periné, en diferentes grados de gravedad. En el caso de los hombres, al no encontrar la presión esa vía de salida en el periné repercutirá directamente sobre la próstata, o incluso sobre la columna vertebral lumbar desencadenando procesos discogénicos como protrusiones o hernias discales.

Durante la inspiración el periné desciende y durante la espiración asciende, aunque en ambos casos muy ligeramente, siendo una adaptación evolutiva tras aparecer la bipedestación, que debe cumplir la función antigravitatoria, reequilibrante así como la continencia y la gestión de presiones. Todo esto se produce también gracias a los diferentes elementos fasciales que están perfectamente preparados para mantener un tono basal estable y reaccionar con rapidez ante solicitaciones urgentes.

Continuando con la disposición anatómico-funcional del suelo pélvico, se encuentra la *membrana perineal*, una lámina fina de tejido fascial que ayuda al

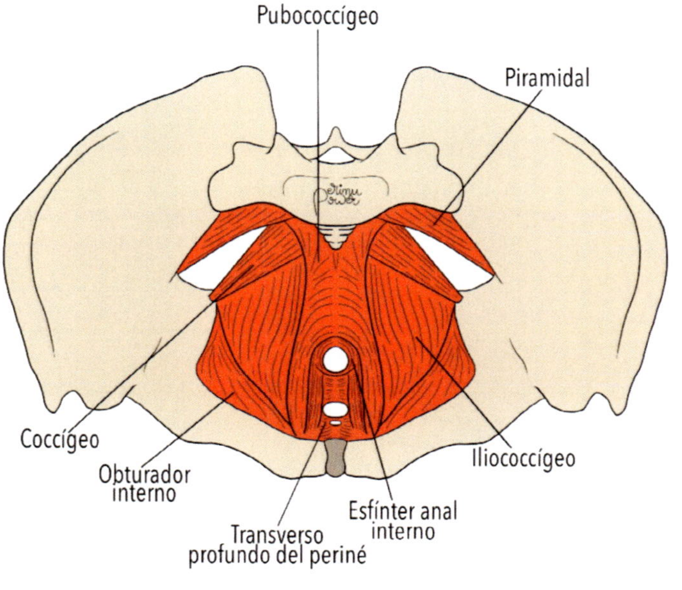

Figura 2.20. *Musculatura del periné femenino y los orificios de la uretra, vagina y ano. Fuente: Perinupower, 2022.*

esfínter externo de la uretra en el momento de la micción y durante la contención de esta.

El *espacio perineal medio* está formado por los músculos:

- Esfínter estriado de la uretra.
- Transverso profundo del periné.
- Compresor de la uretra.
- Fascia inferior del diafragma urogenital.

En el plano superficial se encuentran los músculos:

- Bulboesponjoso.
- Isquiocavernoso.
- Transverso superficial del periné.
- Esfínter externo del ano.
- Rafe anococcígeo.
- Fascia superficial del periné.

Aunque toda esta es la musculatura perteneciente al suelo pélvico, funcionalmente no se debe olvidar la importancia que presentan los músculos obturador interno y piriforme. Pese a que son músculos rotadores externos de cadera y pertenecen al miembro inferior, cabe destacar la importancia que tienen en la correcta dinámica del periné por su íntima relación.

Los *rotadores externos* como el obturador interno y el piriforme, al poseer fibras relacionadas con el periné (ya que el primero se origina en el reborde externo del agujero obturador y el segundo en la cara anterior del sacro), en múltiples ocasiones cuando existe compromiso patológico en el periné, aparece dolor referido en la cadera debido a la implicación de estos dos músculos. Entrando un poco más en profundidad:

- Las inserciones laterales del músculo elevador del ano se prolongan a la aponeurosis del obturador interno que tapiza toda la cara endopelviana de la membrana obturadora.
- Los músculos piriformes en la pelvis completan el diafragma pélvico por su parte posterior, ya que este se extiende desde el contorno de los agujeros sacros, saliendo por la escotadura ciática mayor para acabar insertándose en el trocánter mayor.

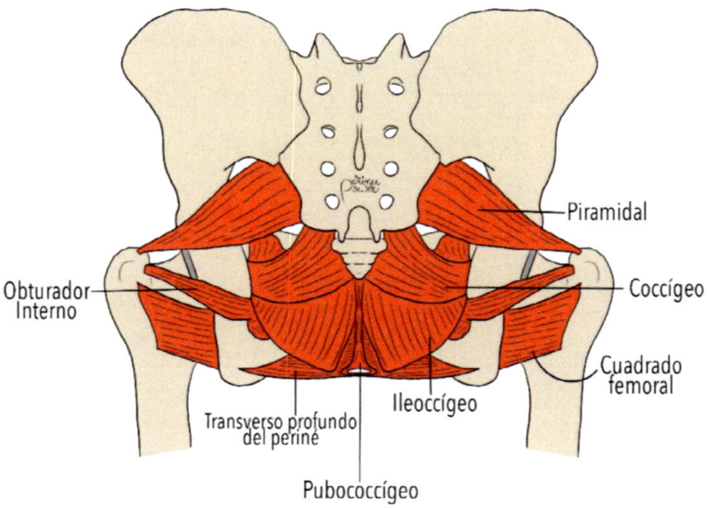

Figura 2.21. *Musculatura del suelo pélvico femenino junto al músculo piriforme y obturador interno. Fuente: Perinupower, 2022.*

Este *diafragma pélvico* se tensa durante la inspiración debido al aumento de la presión dentro del abdomen. En esta fase de la respiración estos dos músculos participan de la siguiente manera:

- El piriforme lleva el sacro a contranutación, y debido a la inserción de este músculo en el trocánter mayor posiciona el fémur en rotación externa.
- El obturador interno posiciona el ilíaco en nutación y al fémur en ligera rotación externa.

Estas acciones de la musculatura perteneciente al diafragma pélvico producen una retroversión de toda la pelvis durante la inspiración, mientras que en la espiración al ser una acción pasiva vuelven todos los elementos a su posición inicial (salvo que exista alguna limitación o restricción que lo impida).

Como se muestra en la siguiente figura, ya vista previamente por la regulación de presiones, en este caso se centrará la atención sobre la cavidad pélvica (color rojo).

El diafragma pélvico en su plano profundo, debido a su tono muscular, ofrece cierta resistencia a la presión positiva que se produce dentro del abdomen durante la inspiración. Durante ambas fases, el periné debe guardar una longitud

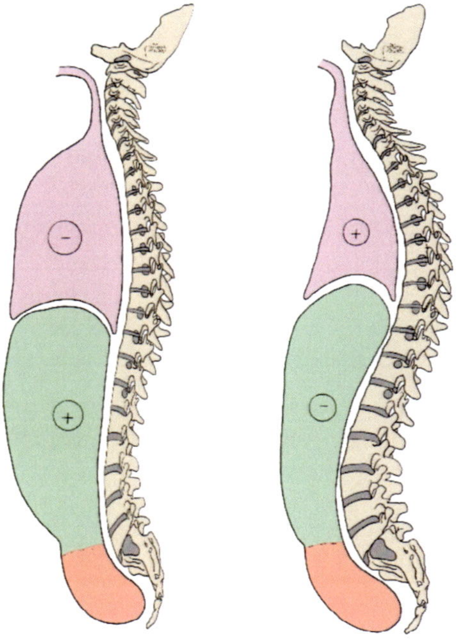

Figura 2.22. *Verticalización y horizontalización del sacro en función de la fase inspiratoria o espiratoria en la que se encuentra el cuerpo, y su repercusión en el resto de la columna vertebral, así como las cavidades. Fuente: Perinupower, 2022.*

similar, siendo ligeramente mayor en la exhalación debido a la presión negativa que aparece en la cavidad abdominal.

Sí que se puede apreciar a su vez que, en la fase inspiratoria el coxis se endereza o va hacia la extensión, mientras el sacro se verticaliza. Por otro lado, en la fase espiratoria, el coxis se flexiona, mientras el sacro se horizontaliza.

2.5. Tejido miofascial

La *fascia* es definida por el Diccionario médico de Salvat como una *aponeurosis o expansión aponeurótica, una membrana fibrosa blanca, luciente y resistente, que sirve de envoltura a los músculos o para unir estos con las partes que se mueven.*

La fascia por tanto es un tejido conectivo que se encarga de envolver los tejidos musculares, separar determinadas estructuras o como punto de inserción para la musculatura. El tejido fascial recorre todo el organismo envolviendo todas las estructuras y, por tanto, conectándolas entre sí. La presencia de restricciones en el sistema fascial interfiere provocando o bien exceso de tensión, o mucha distensión, y en ambas situaciones la función corporal se verá afectada.

Para ejemplificar esto último aplicado a la implicación de los hipopresivos en la mejora del sistema miofascial, si se muestran dos personas completamente diferentes, una excesivamente hipertrofiada y otra con obesidad se podrá ver que en ambos casos el abdomen y todo su entramado miofascial estará sufriendo. En el primer caso por exceso de tensión la musculatura no se encontrará libre para acompañar a cada presión que aparezca, y en el segundo caso, el exceso de distensión muscular sumado al peso corporal y visceral en la parte del abdomen provocará que la musculatura esté continuamente batallando contra la gravedad y sus efectos.

En ambos casos, aunque a priori parezca que una persona excesivamente musculada esté más cerca de unos patrones saludables que la persona obesa, el tejido miofascial sufrirá pudiendo llegar a colapsar en ambos casos.

Por el contrario, en una persona muy musculada puede aparecer la famosa *diástasis abdominal*, rompiéndose, por tanto, todo el tejido conectivo que une ambos rectos abdominales. Aunque la diástasis abdominal es muy conocida entre las embarazadas por el riesgo de sufrirla durante la etapa gestante y el posparto, también aparece en personas que realizan ejercicios abdominales incorrectamente, mucho levantamiento de peso sin los conocimientos necesarios y por supuesto, siempre hay un componente genético difícilmente prevenible.

Volviendo al caso de los dos sujetos anteriores, en la persona obesa todo este peso que tiene que soportar la parte anterior del cuerpo será contrarrestada por la parte posterior, por lo que la espalda sufrirá en gran medida este exceso de peso pudiendo aparecer en este caso protrusiones o hernias discales.

Como se puede observar, en ambas situaciones la mala gestión de las presiones intracavitarias sumadas a factores como la obesidad, el exceso de tensión muscular, malos hábitos posturales o predisposición genética, van a producir en las personas diferentes patologías que, en los casos más extremos, únicamente pueden revertirse con cirugía.

Las presiones internas son, por tanto, las causantes del equilibrio estático y dinámico del cuerpo en todas sus funciones, en sus múltiples componentes (circulatorios, linfáticos, viscerales, musculares y óseos), y como ya se ha comentado previamente, un desequilibrio de las presiones puede conducir al deterioro de la funcionalidad del organismo, por ello, además de aplicar diferentes técnicas como pueden ser los ejercicios hipopresivos, existen a nivel interno unos reguladores de presiones como son los diafragmas.

Estos diafragmas son planos transversales que existen en el cuerpo y que prestan apoyo al sistema longitudinal, facilitando la movilidad y el dinamismo corporal. Estos *diafragmas* de sentido craneal a caudal son los siguientes:

- Diafragma intracraneal.
- Diafragma cráneo-cervical.
- Diafragma cérvico-torácico.
- Diafragma toraco-lumbar.
- Diafragma pélvico.

Estos dos últimos, ya explicados previamente, deben estar sincronizados con los demás para que no existan compresiones. Además, cada diafragma cuenta con un regulador propio que permite regular el flujo de aire y, por tanto, de presión que entra de un compartimento a otro. Estos reguladores son los esfínteres, la glotis y las costillas.

Glotis

Tiene diferentes *funciones* como la fonación, deglución y regulación del aire de retorno pulmonar. Por otro lado, también es un componente importante de defensa para evitar que penetren a los pulmones líquidos o alimentos. Participa también en la fonación, y cada vez que una persona habla se produce una presión subglótica haciendo que varíe el volumen del tracto laríngeo haciendo que las cuerdas vocales vibren. Esto a su vez produce también una retropresión que se dirige hacia el periné. Un ejemplo claro de esta gestión de presiones es la tos. Si se coloca la mano inmediatamente debajo del periné estando en sedestación y se tose fuerte, se notará cómo reacciona el periné ante esa explosión de aire puntual.

Costillas

Durante la inspiración se produce una apertura costal generando una dirección de flujo caudo-cefálico, descendiendo la presión torácica y arrastrando las vísceras, pero a su vez el diafragma desciende para dejar paso a la entrada de aire en los pulmones, y si presenta tensión o resistencia y no acompaña como es debido a esta apertura costal, se generará una presión intraabdominal que recaerá sobre el periné, sobre todo si existe un bloqueo inspiratorio o espiratorio, que provoca una falta de movilidad torácica.

Esfínteres

Permiten que ante un acontecimiento rápido y brusco como puede ser la tos, la risa espontánea o el estornudo, su contracción asegure que no se produce incontinencia. Aunque una mala reacción ante estos eventos mencionados puede verse afectada por otros *factores* como:

- Embarazo.
- Parto.
- Denervación parcial del nervio pudendo.
- Tos crónica.
- Obesidad.
- Estreñimiento.
- Menopausia.
- Intervenciones quirúrgicas.
- Tabaquismo.
- Estado y calidad del colágeno.
- Postura: una pelvis en continua anteversión o retroversión produce que la dirección de las diferentes presiones se dirija de forma lesiva sobre las estructuras del periné debilitándolo o alterándolo.

Los hipopresivos, por ende, presentan una buena tasa de éxito sobre el *diafragma perineal* ya que se trabaja directamente sobre:

- *Respiración:* regulando correctamente estas presiones que se exponen, haciendo partícipes a los principales reguladores como son la glotis y las costillas.

- *Trabajo en las coxofemorales:* al alternar posturas diferentes en cada ejercicio se flexibilizan las articulaciones coxofemorales, liberando por tanto posibles restricciones existentes en los músculos obturadores internos y piriforme.
- *Trabajo sobre la postura:* al incidir sobre toda la estática corporal e introduciendo la dinámica en cada ejercicio se permite trabajar sobre la postura y reeducar malos hábitos diarios.

2.6. Biofísica aplicada

Conociendo ya todas las estructuras mencionadas anteriormente y su participación durante la aplicación de técnicas hipopresivas, es conveniente saber la diferente respuesta del sistema fascial a las diversas fuerzas que se le aplica y, consecuente a ello, su repercusión a otras estructuras del cuerpo humano.

Poniendo como antecedentes a prestigiosos y reconocidos científicos de siglos pasados, se pretende hacer ver cómo el cuerpo humano responde ante leyes físicas y químicas, y por ello, no se debe enfocar el tratamiento o el trabajo preventivo de una persona sobre su lesión, sino que se debe abordar en su globalidad a todos los niveles.

Repasando brevemente las leyes de la transformación ósea, descubiertas en el siglo XIX por Julius Wolff, existe una afirmación del autor en la que expone que *cada cambio en el funcionamiento del hueso trae como consecuencia cambios en su arquitectura trabecular, así como también en la conformación externa de acuerdo con las leyes matemáticas.*

Traduciendo este principio, todas las estructuras óseas se van a adaptar a las diferentes fuerzas a las que sean sometidas, tanto intrínsecas como extrínsecas, por ello, los hábitos posturales que una persona tenga, tanto en el trabajo, las actividades de la vida diaria o deportivas, sumado a la fuerza gravitatoria, van a someter a su entramado óseo a diferentes procesos de estrés mecánico.

Pero no solo los huesos están sometidos a este estrés mecánico, todas las células y los tejidos corporales están expuestos a él, tanto de manera patológica como puede ser en el caso de accidentes, uso de fórceps durante el parto, o cambios degenerativos por la edad, como también durante el crecimiento o la regeneración natural y cíclica de los tejidos.

Por ello, todo está en constante cambio, cada persona puede ser completamente diferente a como era hace un tiempo en función de su bagaje, sus vivencias, cómo las afronta y las herramientas tanto físicas como psicológicas que posee para hacer frente a dichos cambios (tanto negativos como positivos).

Mencionando por otro lado al ilustre científico del siglo XVII, Galileo Galilei, tras su aportación a la ciencia sobre las leyes que gobiernan el movimiento, aplicado al cuerpo humano, esta ley afirma que tanto la gravedad como las fuerzas mecánicas existentes limitan el crecimiento de todos los organismos vivos y por ello también su arquitectura. Es decir, no solo los componentes intrínsecos del individuo van a condicionar su crecimiento, también lo harán el medio en el que se desenvuelve y las circunstancias que lo rodean.

Por ello, una persona se va a ver influenciada inevitablemente por los sucesos durante la infancia y adolescencia, pudiendo llegar a condicionar cómo será esta persona en su adultez, y cómo se desenvolverá en el medio que le rodea y los seres que lo habitan.

Relacionando todo lo anterior, es importante remarcar la estrecha relación de todas las estructuras entre sí, y, por tanto, la influencia que ejercen unas sobre otras tanto de manera positiva como negativa. Esta relación está explicada por el principio físico de *La tensegridad.* Esta teoría, fruto de los estudios del escultor Kenneth Snelson, explica el comportamiento que presentan las estructuras cuando se les aplica compresión y tracción. Aplicado al cuerpo humano, este está basado en dicho principio puesto que está preparado para responder de manera eficaz a distintos incrementos de tensiones, compresiones o tracciones en puntos distintos al que se aplica cualquiera de estas fuerzas, tanto internas como externas (figura 2.23).

Para ejemplificarlo, si se imagina la creación de un edificio, no se puede pensar que su construcción se basa exclusivamente en colocar un ladrillo encima de otro hasta acabar la edificación, puesto que no soportaría rachas de fuerte viento, movimientos sísmicos o excesos de cargas internas. Lo mismo sucede en el cuerpo humano, todas las estructuras están relacionadas y se implican para gestionar las diferentes fuerzas que puedan aparecer. Por ello, en numerosas ocasiones pueden aparecer patologías en zonas distales a la lesión de origen, que sucede como claudicación de haber estado un largo periodo de tiempo compensando el exceso de presiones, torsiones o tracciones.

No se puede llevar esto último al plano físico únicamente, ya que desde el plano emocional también pueden surgir patologías físicas derivadas de periodos emocionales concretos, es decir, si se visualiza la imagen de una persona que se encuentra en un momento vital decaído, falto de ánimo o con tendencia depresiva, esta persona presentará una retracción hacia delante de los miembros superiores, cabeza anteriorizada y ligeramente descendida, apatía en sus movimientos corporales o energía vital mermada. Por el contrario, una persona que se encuentre en

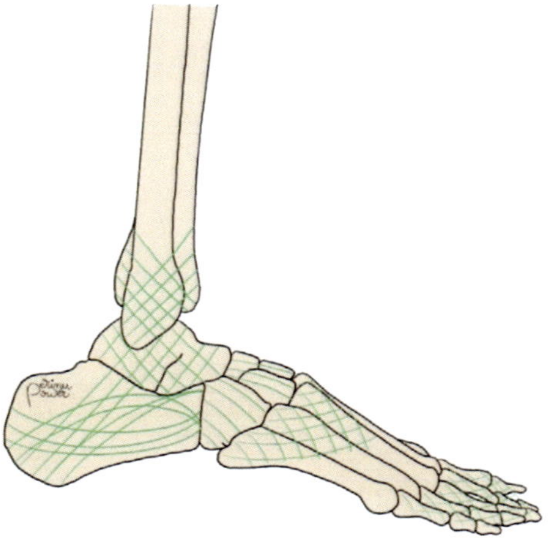

Figura 2.23. *Distribución de fuerzas y cargas internas de las trabéculas óseas en el conjunto osteoarticular del pie. Fuente: Perinupower, 2022.*

un momento vital positivo se encontrará con el tronco mucho más erguido, ávido de movimientos corporales, con la cabeza elevada y los miembros superiores en posición de apertura. Esto se marcará también en la mecánica corporal, y por supuesto, a nivel endocrino con la segregación de unas hormonas u otras.

Por supuesto, todo eso visto desde un plano únicamente ejemplificador, puesto que la salud mental y su tratamiento requiere de especialistas sanitarios capacitados para ello. Como fisioterapeutas, debemos también saber interpretar diferentes indicadores para, si es necesario, derivar a la persona a un psicólogo o psiquiatra, puesto que la relación de las dolencias físicas y emocionales está estrechamente ligada.

3. POSTURA

Uno de los pilares fundamentales de la práctica de técnicas hipopresivas es la *postura*. Indudablemente, sin una adecuada postura, no solo sería inviable la ejecución de las secuencias de los hipopresivos, sino que además se proporcionaría a la persona que los practicase una retroalimentación postural incorrecta a la hora de extrapolar lo aprendido a otras actividades de su vida diaria.

3.1. Patrones posturales

Uno de los grandes avances biomecánicos que experimentó el ser humano fue la *posición bípeda*, mantener la cabeza por encima del resto de componentes corporales y, por tanto, poder ampliar todo el horizonte visual. Además, la liberación de las extremidades superiores permitió el avance hacia habilidades motrices más finas y precisas, y no para la locomoción.

Pese a todos los aspectos positivos de la bipedestación, mantener esta postura vertical supone una labor complicada para muchas estructuras que soportan la presión, sumado a que el estilo de vida y los avances tecnológicos suceden mucho más rápidos que la capacidad del cuerpo humano de adaptarse corporalmente a todos los cambios. El ser humano es cada día más estático y mental pero menos físico, lo cual general tensiones acumulativas sobre el sistema miofascial y óseo que afecta a la forma en la que las personas se mueven.

Además de este hándicap sobre diferentes tejidos corporales de la bipedestación por el estilo de vida más sedentario, y los pésimos hábitos alimentarios actuales, hay que remarcar también que la verticalización del ser humano evolucionó de forma ligeramente deficiente en la pelvis ósea del género femenino.

Esta bipedestación creó un estrechamiento del diámetro anteroposterior del canal del parto, por lo que el proceso de dilatación del cuello uterino junto con la presencia del periné supone una gran complejidad llena de obstáculos del paso del feto, si se compara con los alumbramientos de seres cuadrúpedos.

Si se relaciona esto último con lo explicado anteriormente sobre las diferentes presiones que se ejercen sobre el periné, y en este caso más específicamente durante el embarazo, se podrá llegar a comprender todavía mejor la importancia de la compensación y gestión de esta presión sumada al mantenimiento de una adecuada postura estática y dinámica.

La *postura estática* es aquella que mantienen los distintos componentes del cuerpo humano entre sí, principalmente la cabeza, el tronco y las extremidades.

La *postura dinámica* explica el comportamiento corporal y la respuesta muscular ante diferentes acciones, fuerzas externas, movimientos voluntarios e involuntarios, equilibrio y la propia gravedad.

La suma de estas dos posturas da lugar a la expresión funcional del cuerpo humano, que cambia a lo largo de la vida debido a dos *factores:*

- *Etapa de crecimiento:* el proceso natural de desarrollo va modificando las diferentes estructuras corporales. No presenta las mismas curvaturas fisiológicas un recién nacido que un adulto.
- *Cambios de las curvaturas fisiológicas:* incrementan o disminuyen su amplitud en función de los requerimientos de las actividades diarias que se desempeñen o el estado en que la persona se encuentre, por ejemplo, el embarazo.

Se puede considerar que la postura correcta que debería tener una persona es aquella que no se mantiene en el tiempo y que, además, busca la máxima eficacia con el mínimo gasto de energía posible para realizar las funciones requeridas. Esto es posible si existe un funcionamiento armónico en todos los segmentos corporales respecto al eje mecánico del cuerpo. A su vez, que una persona sea capaz de mantener la postura correctamente depende de tres *factores* o sistemas de control sensorial:

- Visión.
- Sistema somatosensitivo: Capacidad del cuerpo de interpretar e integrar los diferentes impulsos de presión, estiramiento y compresión al que se le puede someter. Se entiende como la propiocepción corporal, cómo es capaz una persona de describir en qué posición se encuentra cada parte de su cuerpo en cada momento.
- Aparato vestibular: Encargado del equilibrio.

Si cualquiera de estos tres se encuentra alterado, afectará directamente a la postura corporal que presente una persona, obviando por supuesto cualquier patología, enfermedad o lesión que pueda provocarlo, entendiéndose por tanto que se habla de un sujeto sin alteraciones estructurales. El *desequilibrio postural* produce:

- Rigidez.
- Acortamiento muscular.
- Compensaciones.
- Lesiones.
- Ptosis y descensos de órganos.
- Hiperpresión en el suelo pélvico.

Siempre ha existido preocupación sobre la postura que mantienen los niños y las niñas mientras están sentados en sus pupitres, o la ergonomía se ha encargado de aplicar esto mismo en los adultos y sus puestos de trabajo. Sin embargo, a pesar de esto, el 80 % de la población sufre dolor lumbar, y el 75 % de las personas que trabajan en oficinas padecen dolor de cuello. Esto explica por qué no es únicamente importante mantener una buena postura estática, sino que hay que contemplar el comportamiento dinámico, y no solo hay que fijarse en las patologías ortopédicas que puedan tener las personas como escoliosis o hernias, sino que hay que observar cómo se mueve para conseguir una óptima función postural.

3.2. Restricciones del tórax

Como se ha comentado previamente, el tórax o caja torácica compuesta por las costillas, esternón y vértebras dorsales tiene una gran movilidad intrínseca. Los movimientos de este segmento se realizan gracias a la buena relación y coordinación con numerosas articulaciones adyacentes. La suma de los movimientos intrínsecos y extrínsecos son esenciales por tanto para una adecuada ejecución de la respiración.

Es importante hacer hincapié en que no se puede enseñar a una persona a respirar puesto que es un acto dependiente del sistema nervioso simpático, que escapa de la voluntad de la persona. Con esto se quiere decir que una persona no contabiliza la respiración diaria o la dirige continuamente, así como durante las horas que permanece dormida, pero sí se puede mejorar la capacidad respiratoria a través de un correcto mantenimiento postural y un buen equilibrio de todo el sistema miofascial.

El momento del nacimiento de la persona marca un momento importante de inflexión cuando se expulsa el líquido de los pulmones y se construye el patrón respiratorio para el resto de la vida, sin tener en cuenta los posibles traumatismos o enfermedades que puedan surgir a lo largo de la vida y que alteren dicho patrón.

En este apartado se hace referencia a las restricciones que pueden existir en el tórax y que por tanto limiten la correcta ejecución de dicho patrón respiratorio, sin tener en consideración patologías o traumatismos graves.

La distribución del sistema miofascial de este segmento permite integrar la musculatura de la región de la caja torácica con el acto respiratorio, así como con articulaciones adyacentes que favorezcan o limiten el movimiento en función de cómo se encuentren en cada momento. Estas *conexiones o relaciones miofasciales del tórax* son las siguientes:

- *Fascia superficial del cuello:* Esta fascia se dirige hacia los músculos pectoral mayor, infraespinoso, redondo mayor, trapecio y dorsal ancho. Por su parte anterior, se relaciona con los rectos del abdomen y oblicuos mayores llegando a unirse finalmente con la gran aponeurosis dorsolumbar.
- *Fascia clavipectoral:* Se une a la fascia del deltoides y de los músculos intercostales, presentando relación con estructuras óseas como son la clavícula, esternón y costillas.
- *Fascia endotorácica:* Rodea la cara interna de las costillas presentando relación con los músculos intercostales internos, dirigiéndose finalmente al diafragma.
- *Fascia superficial del dorso:* Cubre músculos trapecio y dorsal ancho.
- *Fascia toracolumbar:* Controla la musculatura más profunda del dorso. Por un lado, es la continuación de la fascia situada en la nuca integrándose en las apófisis de las vértebras dorsales en su camino hacia la zona lumbar, por otro lado, una vez alcanzado el sacro se continúa hacia las crestas iliacas.

Como se puede observar, la distribución de los componentes musculares y las fascias que los envuelven están en relación todos entre sí, pudiendo suponer por un lado un sistema ventajoso de coordinación entre todas las estructuras o, por lo contrario, las restricciones o adherencias de una zona puede acabar comprometiendo a otras incluso lejanas.

Desde el punto de vista biomecánico estas conexiones miofasciales de la caja torácica presentan dos puntos importantes en lo que a la práctica de hipopresivos se refiere: las costillas y las vértebras. Cada costilla articula con dos cuerpos vertebrales en su parte posterior, durante la inspiración las costillas se elevan y proyectan hacia delante, por lo que la cabeza de la costilla en la inserción con el cuerpo vertebral actúa de palanca separando los dos cuerpos vertebrales sobre los que se integra. Cuando esto sucede permite que se produzca una ligera apertura del disco facilitando por tanto su hidratación y nutrición, y en casos patológicos descomprimiendo ese compromiso discal entre ambas vértebras.

Respecto a las restricciones que pueda presentar la caja torácica, como es el caso de las *hipercifosis*, provocará una disminución del movimiento de apertura de las costillas y de la movilidad del diafragma, viéndose afectada la mecánica respiratoria y también el funcionamiento de todas las estructuras que atraviesan o tienen relación con el diafragma como son aorta, esófago, vena cava, nervio vago o ganglios linfáticos.

Todo esto tendrá una repercusión negativa en la persona y en el correcto funcionamiento corporal en su día a día. Por eso se hace en la práctica de hipopresivos especial hincapié no solo en el mantenimiento de unas determinadas posturas, sino que se introducen movimientos en los miembros inferiores y superiores con el fin de lograr esa mejora en la movilidad y facilitación neuromuscular, sin olvidarse por supuesto del patrón respiratorio marcado.

Respecto a la *parte anterior de la caja torácica*, encontramos como estructura muy relevante al *esternón*. Este hueso también tiene relación con las costillas y, por lo tanto, con su movimiento de proyección anterosuperior durante la fase inspiratoria. Participa en varios segmentos:

- *Músculos escalenos:* Salvaguardan la columna cervical en su parte anterior con la elevación de las dos primeras costillas durante la inspiración. Una restricción en la musculatura escalena puede producir que las vértebras cervicales inferiores y la primera costilla sean traccionadas hacia delante, provocando un cierre del ángulo existente entre la columna cervical y la caja torácica, dificultando el acto respiratorio.
- *Pectorales mayor y menor:* Las fascias de estos dos músculos se relacionan con el bíceps braquial y con el recto del abdomen, por lo que su acortamiento o restricción va a llevar consigo un cierre de la parte anterior del tórax en su zona superior y una rotación interna de los miembros superiores (como se verá más adelante, durante varios ejercicios hipopresivos se busca dotar de esa rotación externa que puede tener limitada la persona con esta morfología corporal).
- *Musculatura abdominal:* Relacionada con las 6ª-9ª costillas y la apófisis xifoides del esternón, en caso de presentar hipertonía puede limitar, por un lado, la relativa horizontalización del esternón durante la inspiración y, por otro lado, la apertura de las costillas. Esta zona baja de la caja torácica tiene también *función protectora de las vísceras:*

  – Hígado.
  – Estómago.
  – Páncreas.
- *Cuadrados lumbares:* Tienen relación con las costillas flotantes. Estas son las más móviles de toda la parrilla costal, están a su vez unidas a los músculos oblicuos del abdomen.

Además de todas estas relaciones miofasciales que presenta la caja torácica y que juega un papel importante durante la respiración y la postura (tanto estática como dinámica), se integra también con la continuación hacia la pelvis y diafragma.

Respecto a este último, las restricciones miofasciales del *diafragma* y sus conexiones con otras estructuras se ven de manera habitual en patologías relacionadas con:

- Postura cifótica.
- Hombros protruidos en rotación interna.
- Posición adelantada de la cabeza.

Todo esto es importante tenerlo en cuenta durante la realización de hipopresivos o de cualquier otra práctica deportiva, puesto que, si no existe una correcta liberación miofascial de la musculatura que se pretende activar tanto a nivel segmentario como global, y una buena pauta postural, pueden desarrollarse molestias o patologías derivadas de un mal gesto o práctica deportiva continuada y reiterada en el tiempo.

La liberación miofascial puede ser llevada a cabo por un fisioterapeuta experimentado durante sesiones privadas, y por otro lado también existen ejercicios de autoliberación miofascial que se pueden y deben realizar previos a la práctica deportiva. Estos últimos se realizan como parte importante de los ejercicios hipopresivos, pero si existe una limitación o restricción de mayor seriedad en alguna estructura, debe ser un fisioterapeuta el o la que solucione el problema.

3.3. Restricciones lumbopélvicas

Respecto a los movimientos de la zona de la región pélvica hay que tener en cuenta que la estabilidad de esta zona depende de cuatro *niveles* articulares y musculares muy importantes, ya que la región lumbopélvica es una zona de confluencia de las fuerzas ejercidas por las estructuras:

- Articulaciones coxofemorales.
- Articulaciones sacroilíacas.

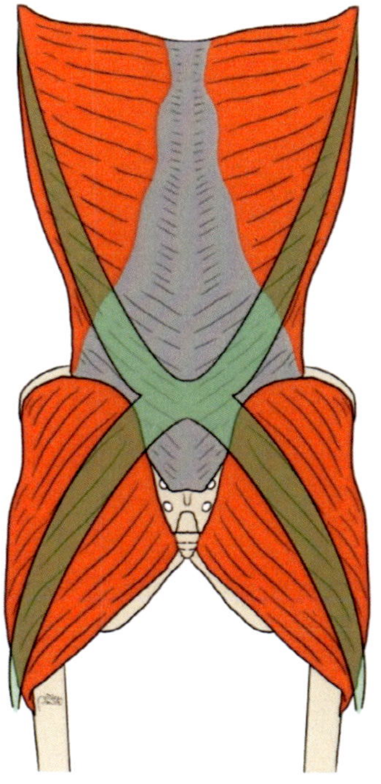

Figura 3.24. *Confluencia de fuerzas sobre la fascia toracolumbar de los miembros superiores e inferiores. Fuente: Perinupower, 2022.*

- Región vertebral lumbosacra.
- Suelo pélvico.

La zona sacroilíaca es una importante zona de confluencia tanto de los movimientos de los miembros superiores y zona dorsal del cuerpo, como la transferencia de fuerzas durante la marcha, carrera o salto, de los miembros inferiores. Su función principal, por tanto, es transmitir el peso desde la zona superior del tronco hacia los miembros inferiores, y el movimiento de las extremidades inferiores hacia el tronco.

Debido a la confluencia de estas diferentes fuerzas, existe un potente sistema ligamentario que permiten a esta zona ser dotada de flexibilidad para soportar los diferentes impactos del miembro inferior y, por otro lado, proporcionar movilidad a la zona tanto intrínseca (movilidad propia), como extrínseca (movilidad que viene dada por otras estructuras como el miembro superior). Estos *ligamentos* son:

- *Ligamentos sacroilíacos:* Refuerzan la articulación por su parte anterior y posterior.
- *Ligamento axial o interóseo:* Refuerza la articulación por su parte interna.
- *Ligamento sacrotuberoso:* Contrarresta el movimiento de rotación del sacro anclándose en la tuberosidad isquiática.
- *Ligamento sacroespinal:* Contrarresta el movimiento de rotación del sacro anclándose en la espina ciática.

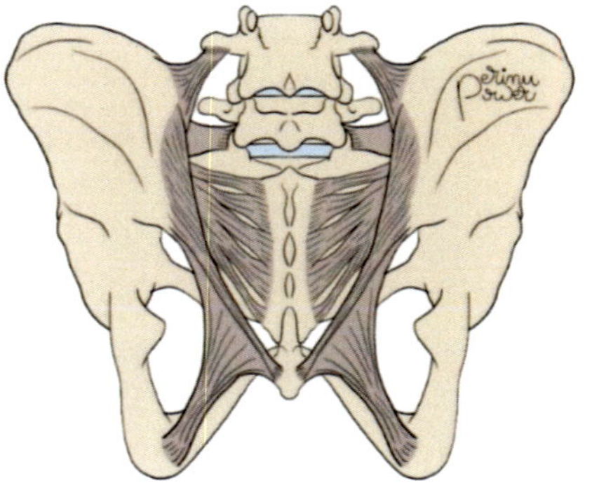

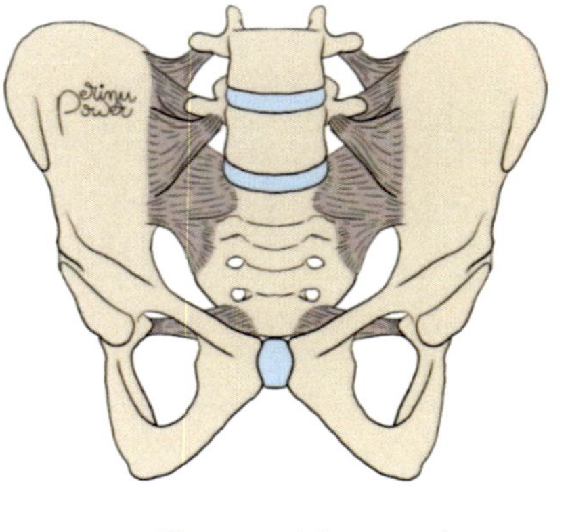

Figuras 3.25 y 3.26. *Ligamentos sacroilíacos, axial, sacrotuberoso y sacroespinal. Fuente: Perinupower, 2022.*

Estos ligamentos, como se comenta previamente, van a modular y controlar la movilidad intrínseca de la pelvis, esta movilidad es la nutación y contranutación. En la nutación el movimiento está controlado por la tensión que presenta el ligamento sacrotuberoso, mientras que en el movimiento contrario de contranutación la tensión la presenta el ligamento sacroilíaco posterior. Entre ambos controlan el defecto o exceso de amplitud evitando de esa manera una tensión excesiva y la respectiva aparición de patologías o sintomatologías.

Todos estos ligamentos son potentes ya que cabe remarcar que sobre las articulaciones sacroilíacas se apoya cerca del 60% del peso corporal (Pilat, 2009), aunque sin la estimable ayuda de la musculatura y su acción dinámica no serían capaces de soportar dicho peso. La *musculatura implicada* en este caso es:

- *Región posterior:*
  - Erectores del tronco.
  - Glúteo mayor.
  - Dorsal ancho.
  - Bíceps femoral.
  - Piriforme.
- *Región anterior:*
  - Psoas ilíaco.

En lo que a la práctica de técnicas hipopresivas se refiere, el estiramiento y trabajo de esta musculatura va a permitir también al diafragma moverse más libremente debido a la relación que tienen todos entre sí, siendo el psoas un músculo que une directamente la caja torácica con el miembro inferior, provocando, por tanto, un cierre o restricción en la parte anterior del cuerpo si presenta un acortamiento evidente. A su vez, este músculo se fija de manera bilateral en las vértebras lumbares, por lo que se puede afirmar que mantiene conexión directa con la zona lumbopélvica pero también con las estructuras adyacentes como son la caja torácica y los miembros inferiores.

A través de las fascias nombradas previamente, el psoas presenta relación con las inserciones bajas del trapecio y de los pilares del diafragma, pudiendo llegar a alterar la calidad del ritmo respiratorio. Si como se comenta, el psoas está acortado, puede aparecer sintomatología en la zona lumbar ya que dicho músculo se inserta a su vez en los discos intervertebrales lumbares, manteniendo la distancia óptima que deben presentar estos para estar saludables.

Como se aprecia, la dinámica de una gran cantidad de músculos debe estar en sintonía para que todo el entramado miofascial funcione correctamente. El ritmo y estilo de vida afectan a dicha dinámica, pero también puede suceder con la práctica deportiva si no se realiza correctamente. En este caso la referencia se hace sobre los clásicos ejercicios abdominales que buscan una excesiva flexión anterior del tronco y cervicales para activar e hipertrofiar la musculatura abdominal.

Cuando se busca este fortalecimiento excesivo de la musculatura abdominal, puede acabar repercutiendo negativamente sobre la mecánica del psoas y de la musculatura paravertebral, provocando un exceso de estrés sobre las vísceras abdominales y el diafragma. Este estrés continuado sobre el psoas no solo va a producir su acortamiento o rigidez, si no que va a conllevar la aparición de otros *problemas derivados de este acortamiento* debido a que:

- El psoas y los rectos del abdomen tienen que trabajar coordinados para realizar una marcha correcta y garantizar una adecuada postura en bipedestación.
- La hipertonía prolongada de las fibras del psoas y de los rectos abdominales producen que las diferentes capas musculares y fasciales se adhieran una a las otras, pudiendo influir en el flujo natural de la sangre hacia los miembros inferiores, ya que el psoas actúa como una bomba hidráulica natural favoreciendo la circulación con cada paso que la persona da.
- Las conexiones del músculo psoas con el suelo pélvico y las vísceras de la pelvis menor afectará también a la defecación y vida sexual de la persona.

Pero, como se comentaba en apartados anteriores, no solo la hipertonía de la musculatura va a ser susceptible de producir lo expuesto, si no que la debilidad o hipotonía prolongada también va a producir un desequilibrio funcional.

La importancia de tener un glúteo mayor tonificado también va a influir de manera positiva o negativa en la dinámica lumbar. En este caso, su inserción y origen están directamente integrados en el sistema fascial, esto va a provocar que su hipertonía influya sobre la fascia toracolumbar, y su hipotonía debilite sus funciones principales de extensión del miembro inferior y rotación externa, por lo que recaerá este trabajo sobre el glúteo medio y piriforme, los cuales son de suma importancia durante la estática bípeda y la marcha.

El *piriforme*, por otro lado, si presenta restricciones o acortamiento debido a su cercanía con el nervio ciático, puede producir dolor referido a varias regiones:

- Lumbosacra.
- Glútea.
- Cara posterior del muslo.
- Ingle.
- Pie.

Por lo tanto, las restricciones en este músculo no solo pueden afectar al mismo, si no que por la sintomatología referida a otras estructuras puede acabar alterando la marcha (porque afectará también al bíceps femoral), a la defecación o a las relaciones sexuales.

3.4. ¿Respiramos todos igual?

Responder a esta cuestión puede parecer tarea fácil, pero, sin embargo, no solo las restricciones corporales, el estilo de vida o tipo de práctica deportiva que se realizan va a influir sobre la forma de respirar.

La postura, la respiración, la calidad muscular, la carencia de restricciones fasciales o un sistema óseo saludable son indispensables para que todo funcione en perfecta armonía.

En este sentido, si se mira alrededor, se puede observar que no todas las personas tienen la misma morfología corporal o la misma cadencia al caminar entre otros muchos componentes, pero también se puede apreciar que una misma persona cambia su postura en función del estado anímico en que se encuentra o la situación personal que esté atravesando. Así pues, si se imagina por un momento a una persona cuando ríe a carcajadas no se visualiza de la misma manera que cuando está llorando.

Todo esto influye significativamente en el correcto funcionamiento postural.

La autora Godelieve Denys-Struyf junto con Philippe Campignion, tras años de estudio sobre las cadenas musculares y articulares que rigen el cuerpo humano, sus disfunciones en función a la tipología de cada persona, y de su bagaje vivido, aportan diferentes tipologías existentes en función de la implicación de la respiración.

Esto además de resultar de gran ayuda en la práctica clínica de muchos fisioterapeutas para mejorar dolencias de pacientes, es de gran ayuda también en la práctica de hipopresivos, ya que no va a poder realizar de la misma manera los hipopresivos una persona con una tipología (que no patología) de restricción en su inspiración a la que le será más complicado coger aire, que una con bloqueo en su espiración. Además, más allá de los bloqueos si se imagina una persona con el diámetro torácico mayor o menor también se podrá sospechar que no va a realizar el esfuerzo requerido por el hipopresivo de la misma manera.

- *Tórax bloqueado en posición inspiratoria.*
  - ¿Cómo se encuentran estos sujetos?:
    - » La columna cervical se aprecia rectificada y posteriorizada con los músculos erectores cervicales en contracción permanente.
    - » La columna dorsal presenta una lordosis interescapular en lugar de su cifosis fisiológica, continuándose hacia una lordosis total desde D12 a L5.
    - » La pelvis se encuentra anteriorizada totalmente, la cual debe compensarse con un excesivo recurvatum de rodillas.

En esta tipología la movilidad tanto del tórax como del diafragma va a estar limitada y reducida, produciendo que la alternancia de presiones entre las dos cavidades no sea fluida, además, la presión es muy fuerte en ambas cavidades produciendo que el tórax esté bloqueado en la inspiración y la zona abdominal por la tensión de los transversos abdominales, esté bloqueada también.

Al encontrarse el sujeto en posición inspiratoria constante, toda la musculatura del cuello (escalenos, suboccipitales y largo del cuello) se encuentran en tensión debido a que tienen que mantener la zona cervical como punto de anclaje fijo del resto de la columna cérvico-dorsal.

El músculo *diafragma* como se aprecia en la siguiente ilustración (figura 3.27), está bloqueado de forma permanente en dirección craneal debido a dos causantes:

- La fascia endotorácica impide el descenso del centro frénico (por el bloque inspiratorio en el que se encuentra el tórax).
- Las fibras musculares del diafragma que están tensas mantienen el centro frénico elevado de manera continua.

Respecto al aumento de presiones entre ambas cavidades y las restricción de la ritmicidad que va a producir esta morfología, en los miembros inferiores se verá afectada tanto la circulación linfática como la venosa de retorno debido a varias *causas:*

- La anteversión de toda la pelvis va a producir un cierre en la parte anterior de la pelvis, provocando cierto cierre respecto a los miembros inferiores.
- La aproximación de las espinas ilíacas anterosuperiores producida por las fibras más inferiores del transverso abdominal producirá a su vez:
  - Cierre anterior de la pelvis por acortamiento del psoas ilíaco.
  - Tensión muscular entre el psoas y transverso abdominal que bloqueará la correcta circulación.

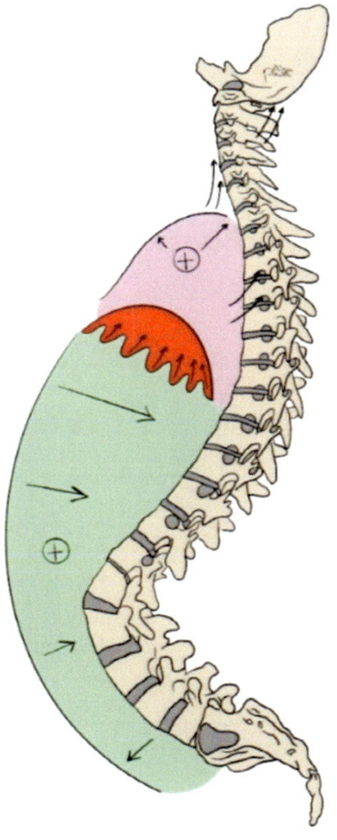

Figura 3.27. *Tórax suspendido a la columna vertical debido al bloqueo sufrido por la posición inspiratoria. Fuente: Perinupower, 2022.*

- *Tórax con gran diámetro anteroposterior.*
  - ¿Cómo se encuentran estos sujetos?
    - » El cráneo vasculariza ligeramente hacia atrás.
    - » Se verticaliza tanto la columna vertebral dorsal y lumbar que se aprecia casi un borrado de las curvas fisiológicas, mientras que se horizontaliza el esternón.
    - » El sacro se orienta hacia atrás y arriba produciendo una extensión de la coxofemoral. Esto provoca a su vez que se produzca una distensión del periné por esta nutación del sacro respecto al ilíaco.
    - » *Recurvatum* de rodilla con rotación interna de cadera.
    - » Dedos en garra por contracción del flexor corto plantar.

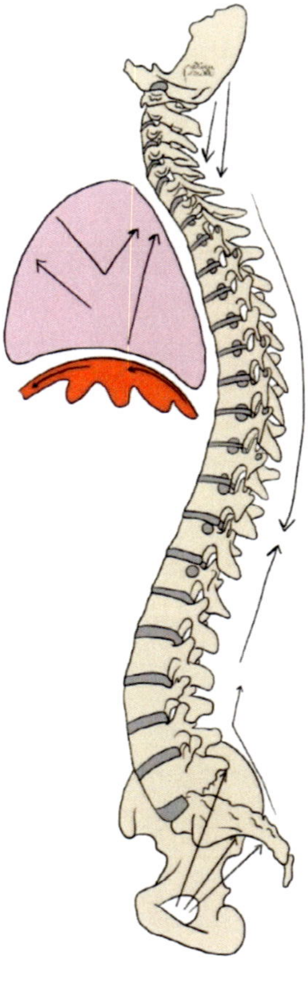

Figura 3.28. *Tórax con un diámetro anteroposterior muy ancho y marcado. Fuente: Perinupower, 2022.*

Estas personas aparecen propulsadas hacia delante y, por lo tanto, en posición permanente de inspiración, lo que va a alterar la correcta ritmicidad que favorezca la respiración fisiológica al no volver de ese estado continuo del tórax en inspiración o proyectado.

- *Tórax paradójico con pequeño diámetro anteroposterior y gran diámetro lateral.*
  - ¿Cómo se encuentran estos sujetos?
    - » El cráneo se encuentra hacia delante y la lordosis fisiológica cervical está disminuida.

» El tronco se encuentra en cifosis prácticamente global lo que lleva asociado un hundimiento del esternón. Cuando inspiran estas personas da la sensación de hundirse todavía más su esternón.
» El sacro se verticaliza y la pelvis aparece en ligera retrobáscula que se asocia a un exceso de tensión en la musculatura del suelo pélvico y piramidal para mantener esa postura global de la pelvis.
» Flexo de rodilla.

En esta tipología el diafragma sufre varias tensiones. Por un lado, en la inspiración el diafragma no es capaz de descender hacia abajo y en la espiración es complicado que pueda ascender.

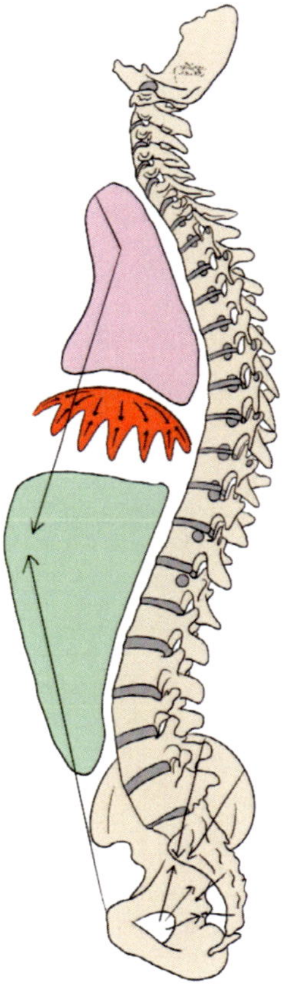

Figura 3.29. *Tórax con un diámetro anteroposterior muy limitado, pero con exceso en su diámetro lateral. Fuente: Perinupower, 2022.*

Como se aprecia en la siguiente imagen, de nada servirá comenzar con la práctica de hipopresivos con apneas prolongadas, si previamente no se ha realizado un exhaustivo trabajo postural y liberación de restricciones respiratorias y musculares.

- *Tórax bloqueado en espiración o tórax con pequeños diámetros.*
  - ¿Cómo se encuentran estos sujetos?
    - » Los huesos ilíacos están basculados hacia delante pero el sacro hacia atrás (lo que produce sintomatología dolorosa en las articulaciones sacroilíacas).
    - » Retracción de los músculos rectos mayores del abdomen y, por lo tanto, la columna vertebral aparece cifosada.
    - » Las rodillas se juntan por el valgo debido al flexum y rotación interna de la caderas (coxofemorales).

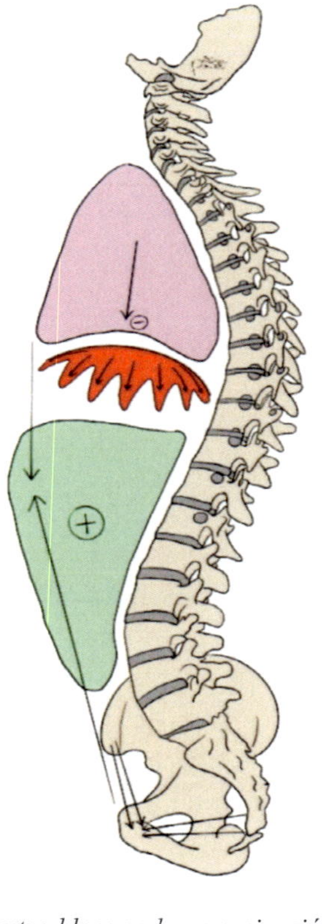

Figura 3.30. *Tórax que se encuentra bloqueado en espiración. Fuente: Perinupower, 2022.*

En esta tipología, el intercambio de presiones entre el tórax y el abdomen está comprometido porque la presión intraadbominal es permanente al encontrarse el tórax continuamente en posición espiratoria. Esto además de dificultar la respiración fisiológica, altera también las funciones digestivas y circulatorias.

En la imagen de la página anterior (figura 3.30) se aprecia además cómo durante la inspiración, el diafragma al arrastrar o descender el centro frénico, provoca que la fascia endotorácica y la columna dorsal aumenten todavía más la cifosis de la región dorsal. Cada vez que una persona con esta tipología toma aire la presión aumenta en el abdomen de forma considerable, lo cual repercute en la pelvis. Al encontrarse esta presión positiva de manera permanente en el abdomen, en un primer momento el periné resiste este empuje continuo que recibe, pero con el paso del tiempo acaba claudicando y distendiéndose.

Cuando esto último sucede respecto al suelo pélvico de una mujer, presentará sintomatología como la *incontinencia urinaria* tanto de esfuerzo como de urgencia, y en estos casos, será un error tratar la debilidad muscular que presenta el periné, ya que los causantes de todo esto son:

- El diafragma con su empuje continuo hacia caudal.
- Los rectos anteriores del abdomen con su hipertonía o cierre anterior permitiendo que la presión sea siempre positiva en la cavidad abdominal.

Para mejorar a esta tipología es indispensable abordar los tres *pilares* que mantienen las restricciones de manera permanente:

- Relajar el diafragma tanto la parte muscular del mismo, como el trabajo respiratorio que lo acompaña, ya que está fijado en espiración continua y necesita que se le devuelva su ritmicidad natural, que permita a su vez al centro frénico ascender y descender.
- Liberar el tórax, con movilizaciones suaves, pero sin olvidar de nuevo la respiración.
- Descontracturar el abdomen, ya que la presión intraabdominal que aumenta además en cada inspiración va a dificultar que el diafragma pueda ascender y descender, y que el periné descanse de esta tensión continua.

Tórax asténico

– ¿Cómo se encuentran estos sujetos?
  » Proyección anterior de la cabeza bastante evidenciado.
  » Tórax hundido en posición espiratoria.
  » Pelvis proyectada hacia delante.
  » Rodillas en *recurvatum* para compensar la anterioridad de la pelvis.

En este caso debido a la posición hundida del tórax provoca que la respiración sea únicamente abdominal.

A estas personas les cuesta mucho realizar la apertura costal cuando se les solicita que realicen una apnea, puesto que están acostumbrados a realizar una respiración abdominal pero no torácica. Resulta inútil pretender que comiencen a hacer ejercicios hipopresivos si previamente no se hace una reeducación de la dinámica respiratoria, entendiendo a su vez que, por su tipología esta nunca va a ser completamente perfecta, pero sí necesaria.

En estas personas, resulta de gran utilidad realizar las pautas posturales y respiratorias sin forzar la apnea o incluso sin llegar a realizarla. A los tórax asténicos el simple hecho de realizar respiraciones prolongadas, focalizar la atención

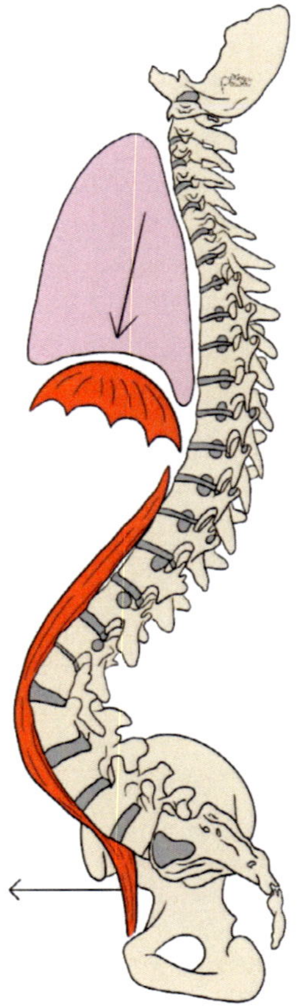

Figura 3.31. *Tórax asténico. Fuente: Perinupower, 2022.*

en la respiración y realizar ejercicios posturales suaves, les son de gran utilidad, ya que por su propia tipología el tórax está bastante desatendido y la posición de cierre de toda la parte superior del cuerpo, los lleva a realizar respiraciones poco eficientes.

Los hipopresivos en decúbito supino gracias a la propiocepción que les proporciona el suelo, son muy gratificantes ya que pueden intentar colocar la cabeza con una mejor prolongación axial y mantener la pelvis neutra. Los ejercicios en pared en etapas más avanzadas también son muy útiles.

4. FISIOTERAPIA Y TÉCNICAS HIPOPRESIVAS

La fisioterapia como ciencia de la salud necesita contrastar y someter a una exhaustiva valoración científica cada método que quiera integrar en su práctica clínica, con el fin de asegurar la validez de la técnica empleada, por ello, se han obtenido, mediante la búsqueda de revisión bibliográfica y artículos científicos publicados en los últimos cinco años sobre las técnicas hipopresivas los resultados que se muestran a continuación.

4.1. Evidencia científica

Gracias a la revisión de artículos en diferentes motores de búsqueda y bases de datos de libre acceso como Pubmed, PEDro, SciELO, ScienceResearch, Scopus, Biblioteca Cochrane Plus, PsycINFO y Google Académico, se han podido obtener datos sobre diferentes investigaciones acerca de la aplicación de los hipopresivos en la práctica clínica.

Cuadro 4.1. *Exposición y resultados de diferentes estudios sobre hipopresivos. Fuente: elaboración propia, 2022.*

ESTUDIO	TIPO DE ESTUDIO	PATOLOGÍA ESTUDIADA	RESULTADOS DEL ESTUDIO
Técnicas de CORE e hipopresivos para la disminución de la sintomatología lumbar (2020)	*Revisión sistemática:* • 30 artículos: 8 de hipopresivos y 22 de ejercicios de CORE. • 8 posturas de hipopresivos, 10 repeticiones. Dolor lumbar.	Dolor lumbar.	La técnica hipopresiva reduce el dolor lumbar.
Ejercicio hipopresivo en el tratamiento de la incontinencia urinaria en mujeres multíparas (2017)	Estudio descriptivo de una serie de casos.	Incontinencia urinaria en mujeres multíparas.	Tras 7 semanas de tratamiento todas las pacientes reducen el índice y severidad de la incontinencia urinaria.
Readaptación del dolor inguinal en futbolistas con ejercicio hipopresivo (2016)	*Estudio descriptivo de una serie de casos. Varios test aplicados:* • Squeeze test. • Puente frontal y lateral.	Dolor inguinal en futbolistas.	Tras 18 sesiones disminuye el dolor inguinal en la muestra poblacional.
Ejercicios hipopresivos: Prescripción, técnicas y efectividad (2018)	Revisión sistemática.	Incontinencia urinaria, escoliosis idiopática, deportistas de alto impacto.	En la incontinencia urinaria mejora el tono de la musculatura del suelo pélvico, en la escoliosis aumenta la flexibilidad del tronco y en los deportistas mejora la presión intraabdominal.
Tratamiento de fisioterapia de la escoliosis idiopática: Schroth vs gimnasia abdominal hipopresiva (2015)	Estudio de serie de casos prospectivo en el ámbito clínico. 29 pacientes de 8-17 años con ángulo de Cobb de 6º a 50º.	Escoliosis idiopática.	Los hipopresivos son más efectivos en las curvas torácicas simples y dobles. Mejora la progresión en un 50 %, estabiliza en un 20 % y corrige en un 30 %.
Respuesta muscular durante un ejercicio hipopresivo tras tratamiento de fisioterapia pelviperineal con valoración ecográfica transabdominal (2017)	Estudio transversal descriptivo en 30 mujeres.	Valorar la musculatura del suelo pélvico durante la práctica de hipopresivos con ecógrafo.	Se eleva la musculatura del periné 3,7 mm en el plano transversal y 4,6mm en el plano sagital, sin una orden directa de contracción. También se activa la musculatura abdominal profunda durante el hipopresivo.

ESTUDIO	TIPO DE ESTUDIO	PATOLOGÍA ESTUDIADA	RESULTADOS DEL ESTUDIO
Ecografía para la valoración del suelo pélvico femenino (2017)	Revisión sistemática cualitativa. 43 artículos revisados.	Valorar la musculatura del suelo pélvico femenino.	No se afirma con rotundidad la validez y fiabilidad de la ecografía para valorar la musculatura del suelo pélvico.
Propuesta didáctica basada en el ejercicio hipopresivo para alumnado de Bachillerato (2015)	Estudio experimental.	Introducción de hipopresivos en adolescentes en crecimiento.	Se necesita extrapolarlo a mayor muestra poblacional para ver las ventajas de los hipopresivos durante las clases de educación física en Bachillerato.
Relación anatómica y funcional del sistema respiratorio y el suelo pélvico (2020)	Revisión bibliográfica.	Relación del sistema respiratorio y suelo pélvico.	Existe relación anatómica y funcional entre el diafragma y el suelo pélvico. Gracias a estudios con resonancia magnética en cadáveres se ha observado que trabajan de forma coordinada.
Efectividad de la gimnasia abdominal hipopresiva en las cadenas musculares posteriores (2019)	Revisión bibliográfica. 6 artículos válidos en total	Cadena posterior corporal.	Los hipopresivos pueden ser usados en patologías relacionadas con las cadenas posteriores como escoliosis, dolor inespecífico de espalda o como tratamiento complementario.
Rehabilitación física del suelo pélvico: Ejercicios de Kegel y gimnasia abdominal hipopresiva (2020)	Revisión bibliográfica.	Suelo pélvico femenino.	A modo preventivo los hipopresivos ayudan a la mejora y activación del suelo pélvico. Evita futuras disfunciones y es la primera elección de los investigadores.
Activación de la musculatura abdominal a través de los ejercicios abdominales hipopresivos (2018)	Estudio descriptivo observacional sobre 4 mujeres.	Activación de la musculatura abdominal haciendo hipopresivos.	Existe diferencia en el comportamiento y grosor de la musculatura abdominal en función de la mujer evaluada con ecógrafo.

De forma evidente, todos los estudios comparten la carencia de contener bajas muestras poblacionales. Los hipopresivos tienen buena acogida, y resultados representativos tanto de manera individual como complementarios a otros tratamientos o ejercicios. A su vez, se evidencia también la falta de mayor investigación y publicación de artículos científicos sobre las técnicas hipopresivas.

En general, en la fisioterapia se debería hacer mayor hincapié en realizar investigaciones de las diversas técnicas que se emplean durante el tratamiento, y durante las pautas preventivas que validen que el trabajo del fisioterapeuta no solo es válido, sino que también necesario.

Uno de los principales problemas de esta disciplina es la gran cantidad de técnicas con evidencias clínicas, que mejoran la vida del paciente, pero con escasa o nula evidencia científica que impide que la labor de muchos profesionales se vea reconocida dentro de la comunidad científica y médica, traduciéndose, por tanto, en que muchas de ellas caigan en el saco de las pseudociencias o terapias alternativas, con el riesgo que eso supone tanto para el paciente como para el profesional.

Es complicado estar a la altura respecto a otras profesiones relacionadas con las ciencias de la salud, por lo joven que es todavía la fisioterapia, ya que apareció como profesión independiente en los años 80 del siglo pasado, y pese a ello, cada vez gana más relevancia y reconocimiento por parte de la sociedad y de otros profesionales, pero con el lastre de no basar muchas de sus prácticas en estudios potentes.

Las técnicas hipopresivas, por tanto, son también muy novedosas respecto a otras ya muy consolidadas, pero precisamente por la eficacia que muestran en la práctica clínica, deben ir sustentándose poco a poco en una mayor evidencia científica, que seguro llegará.

SEGUNDA PARTE

Tras ahondar en los aspectos estructurales y fisiológicos del cuerpo humano se verá a continuación cómo realizar las técnicas hipopresivas para ayudar a reequilibrar los posibles desajustes previos o simplemente para prevenirlos.

5. CORRECTA REALIZACIÓN DE HIPOPRESIVOS

Para llevar a cabo la práctica de hipopresivos no basta con conocer la anatomía corporal o la importancia del reparto de presiones, es necesario a su vez entender de manera sencilla y clara la dinámica que debe seguir una secuencia de ejercicios hipopresivos.

Sin una correcta comprensión no solo no serán eficaces las técnicas hipopresivas, si no que se puede acabar generando presión intraabdominal al hacer una maniobra de Valsalva y no una apnea respiratoria.

Por ello, antes de comenzar con la secuencia fijada para cada persona en función de su patrón postural o sus necesidades específicas (postparto, algias por hernias discales, prostatectomía o mejora de rendimiento deportivo, entre otros), se debe realizar una liberación miofascial de las cadenas musculares en su globalidad y en particular aquellas que se vean más restringidas.

Una vez realizada la liberación miofascial y un calentamiento básico de las articulaciones, se procede a explicar las *pautas posturales.* En primer lugar, las premisas básicas de todos los ejercicios y después en particular cada peculiaridad o detalle de cada postura.

Sin una buena noción propioceptiva y corporal de la postura de uno mismo no tiene sentido seguir con las pautas respiratorias ya que no solo no se va a conseguir el objetivo propuesto, sino que además puede aparecer sintomatología dolorosa al mantener posturas inadecuadas.

Las *pautas respiratorias* inicialmente suelen ser más difíciles de entender al demandar a la persona una serie de instrucciones que jamás han realizado. No por ello se debe desistir, puesto que como cualquier práctica deportiva cada vez que se realiza y si es de manera constante, los resultados aparecen cada vez con mayor intensidad y la técnica de ejecución es cada vez más depurada.

Es de suma relevancia siempre que se va a dar comienzo a una nueva práctica deportiva y la persona tiene patologías, consultar con un médico que avale que se puede realizar. Una vez está confirmado por parte del facultativo, lo idóneo es vestir ropa cómoda y estar preferiblemente descalzo para sentir bien el apoyo de los pies respecto al suelo.

5.1. Liberación miofascial

Son varios los factores que pueden producir que el cuerpo, y en concreto la fascia, secrete mayor cantidad de fibras de colágeno y a su vez disminuya el aporte de sustancias fundamentales para la correcta función del tejido, quedando este más sólido y con menor fluidez. Este fenómeno se conoce como *restricción miofascial,* bien sea por un traumatismo, estrés mecánico, una cirugía o malas posturas mantenidas durante largos periodos de tiempo.

Si esto sucede el tejido conectivo será mucho menos elástico, plástico y viscoelástico, por lo que su normal deslizamiento entre unas estructuras respecto a otras estará reducido o bloqueado. Esto puede provocar por un lado que haya segmentos corporales bloqueados, otros presenten sintomatología tratando de compensar ese bloqueo, o que incluso todo el cuerpo pueda entrar en una espiral de disfunción y dolor que necesite un tratamiento más específico por parte de un fisioterapeuta.

Durante la práctica de hipopresivos no se pretende hacer una valoración segmentaria, global, test específicos o valoración de la marcha, que sería lo ideal para evaluar a cada persona y sus necesidades puesto que eso es competencia de la fisioterapia. Por ello, para estos profesionales está muy indicada la práctica de hipopresivos como herramienta complementaria a sus tratamientos.

Desde el punto de vista, por tanto, preventivo y que toda persona que lo necesite pueda realizarlo, se propone a continuación una serie de ejercicios de liberación miofascial, por un lado, de manera segmentaria y, por otro, estirando todas las cadenas musculares.

Esto debe realizarse antes de la práctica de los ejercicios hipopresivos con el fin de poderlos realizar con la menor restricción posible en el sistema miofascial. Para ello se puede emplear un *foam roller*, unas pelotas pequeñas o las propias manos para realizar un automasaje.

Para ello se debe colocar la zona corporal que se pretende liberar sobre el *foam roller* o pelota, dejando caer sobre ello el peso corporal y realizando movimientos en diferentes direcciones. Si en algún momento se siente mayor dolor o restricción en un punto concreto, lo que se conoce como *punto gatillo,* es recomendable mantener la posición estática sobre él para que poco a poco vaya aflojando esa tensión o disminuyendo el dolor.

Secuencia tipo de liberación miofascial con foam roller

- *Liberación tríceps sural:* Movilizar miembro inferior en sentido cráneo-caudal y viceversa durante varias respiraciones, incidiendo en puntos dolorosos.

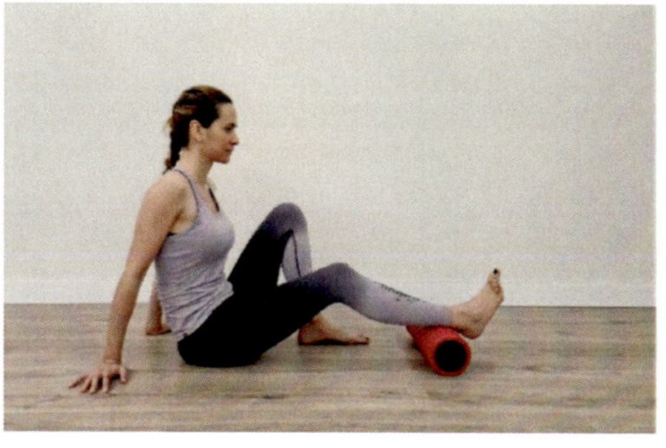
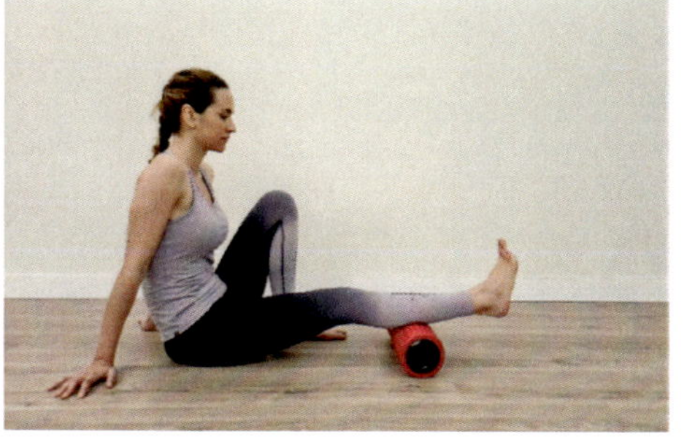

Figuras 5.32 y 5.33. *Liberación tríceps sural.*

- *Liberación isquiotibiales:* Del mismo modo que en el ejercicio anterior, incidir sobre puntos dolorosos. En este caso, cuando se trabaja sobre el isquiotibial en su región proximal, la pelvis debe estar en el aire, haciendo fuerza sobre las muñecas.

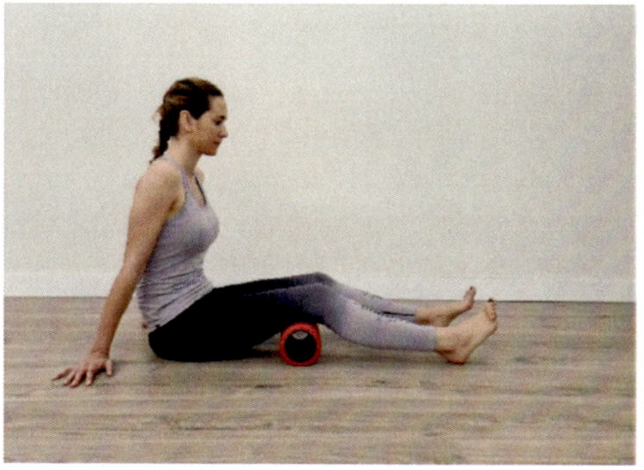
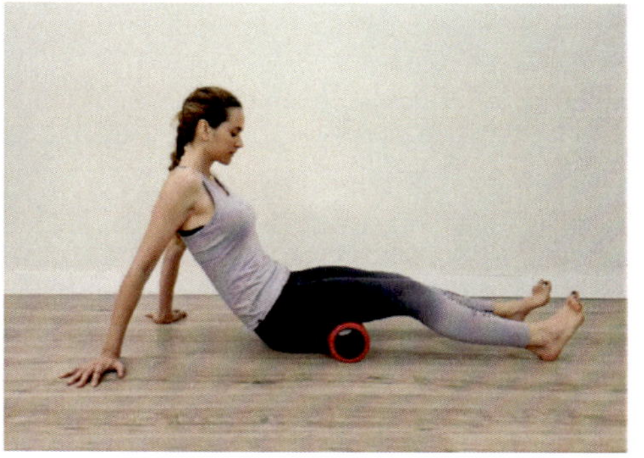

Figuras 5.34 y 5.35. *Liberación de isquiotibiales.*

- *Liberación cintilla iliotibial y pelvitroncantéreos:* Al movilizar la parte lateral del miembro inferior, hay que prestar especial atención en la fuerza que se realiza con el hombro homolateral, ya que es sobre el que se pivota el movimiento craneocaudal.

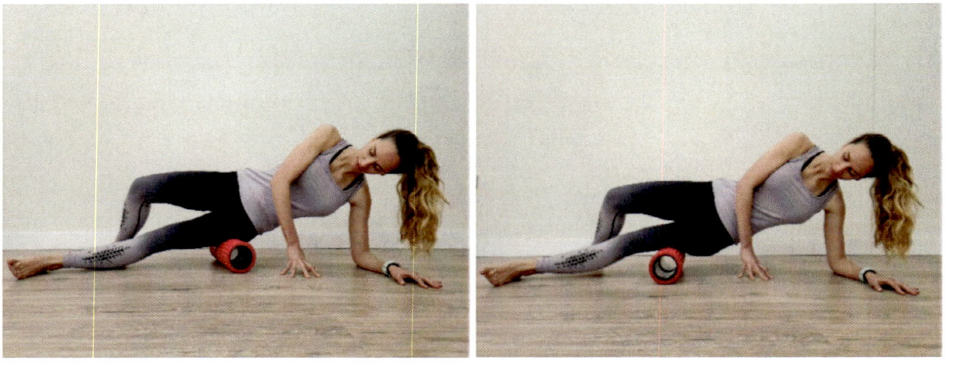

Figuras 5.36 y 5.37. *Liberación cintilla iliotibial y pelvitrocantéreos, respectivamente.*

- *Liberación del cuádriceps:* En este caso se pivota el movimiento sobre ambos codos, ayudado por los metatarsianos. Realizar por todo el trayecto muscular.

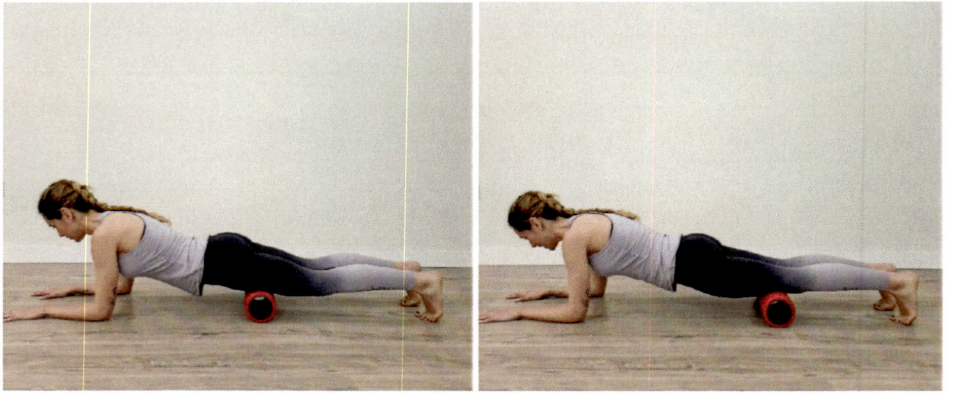

Figuras 5.38 y 5.39. *Liberación de cuádriceps.*

- *Liberación paravertebrales y cadena posterior:* Incidir sobre los puntos dolorosos y en la respiración que ayudará con los desbloqueos. En este caso, si resulta muy incómodo con el *foam roller*, se puede realizar también con dos pelotas de tenis o similares colocadas a ambos lados de la columna vertebral.

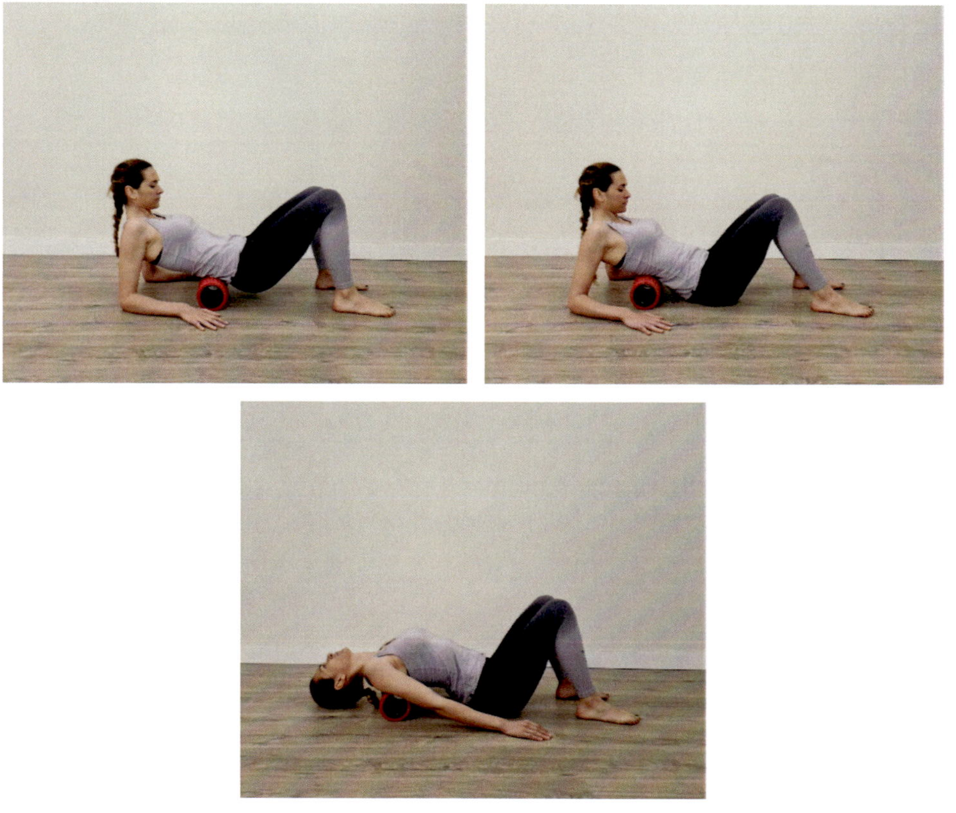

Figuras 5.40, 5.41 y 5.42. *Liberación paravertebrales y cadena posterior.*

- *Liberación dorsal ancho y serratos:* Deslizar desde la cadera homolateral para rodar el *foam roller.*

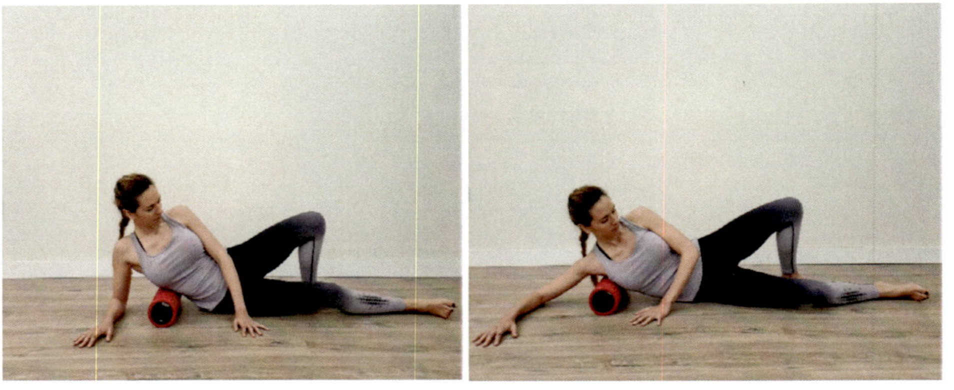

Figuras 5.43 y 5.44. *Liberación dorsal ancho y serratos.*

- *Liberación musculatura flexora del antebrazo:* Para relajar toda la musculatura de la espalda, cuando se estiran por completo ambos miembros superiores, es importante intentar colocar la cabeza entre ambos brazos e incidir la fuerza hacia el suelo.

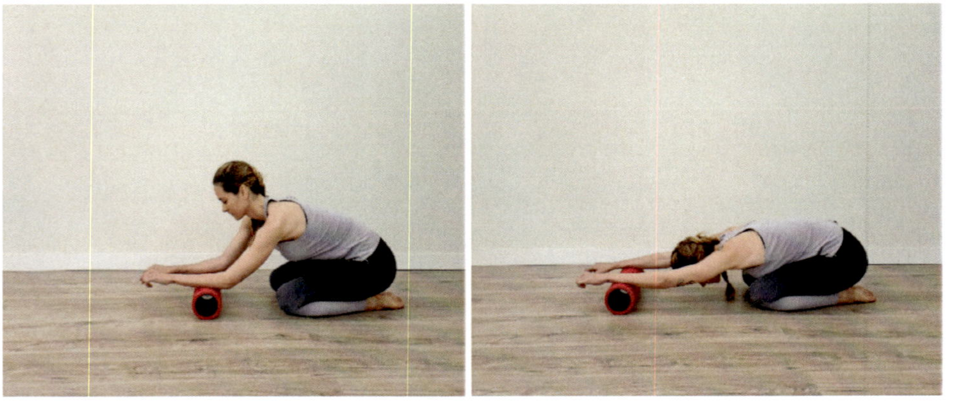

Figuras 5.45 y 5.46. *Liberación musculatura flexora del antebrazo.*

- *Liberación tríceps braquial:* Incidir en este caso, se puede realizar también con el *foam roller* sobre la pared si es molesto para las rodillas.

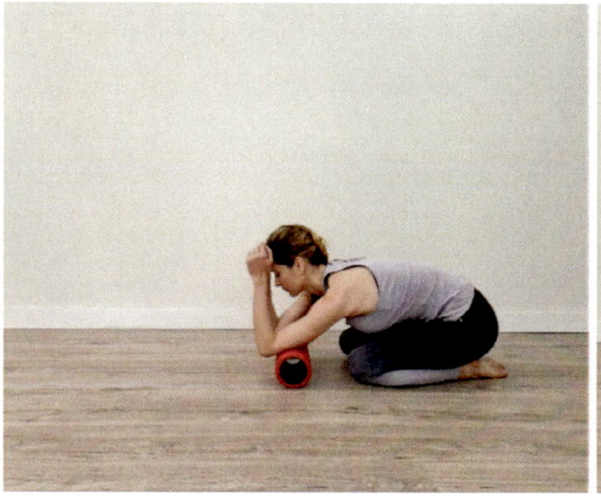

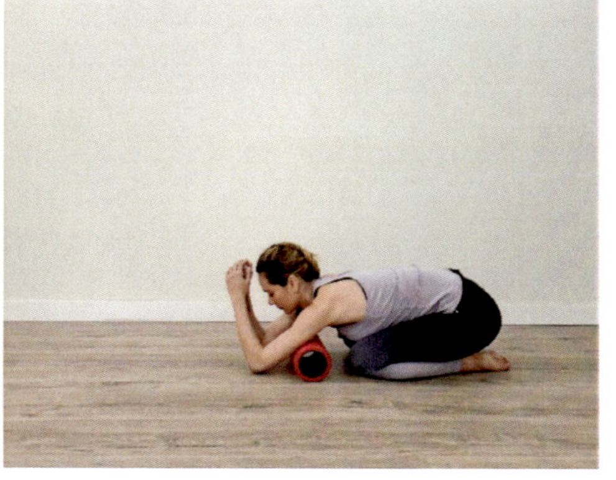

Figuras 5.47 y 5.48. *Liberación tríceps braquial.*

Existen por otro lado, diferentes *ejercicios* de estiramiento o flexibilización de diversos segmentos corporales que ayudarán a desbloquear o mejorar la dinámica de la caja torácica, entre ellos encontramos:

- *Flexibilización de la columna cervical:* Con la posición que aparece la figura siguiente, se fija la atención en la zona de la columna cervical (en C4-C5) y mientras se espira se intenta llevar hacia el suelo, dejando que vuelva de manera de manera autónoma en la inspiración. Repetir varias respiraciones profundas.

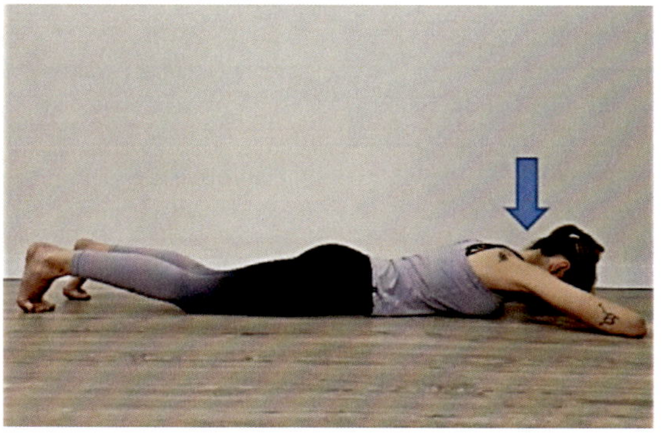

Figura 5.49. *Flexibilización columna cervical.*

- *Flexibilización de la región interescapular:* Con los brazos colocados como en la imagen siguiente y los miembros inferiores flexionados, se realiza un empuje con ambos codos hacia el techo durante la exhalación fijando el esternón hacia el suelo, es decir, se intentan separar ambas escápulas mientras se controla que el pecho no claudique y también se proyecte hacia el techo. En la inspiración se relaja el empuje. Repetir unas 10 veces.

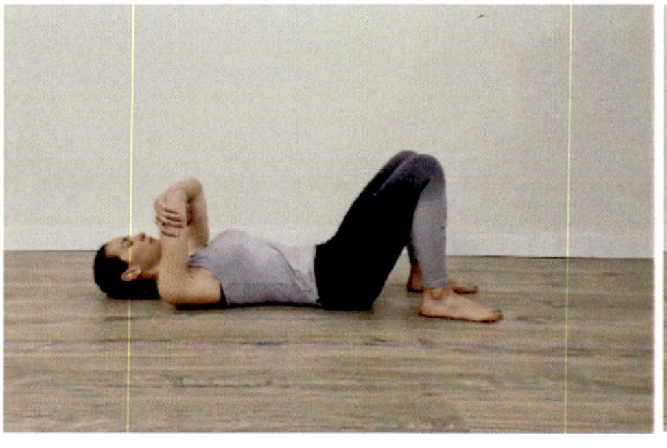
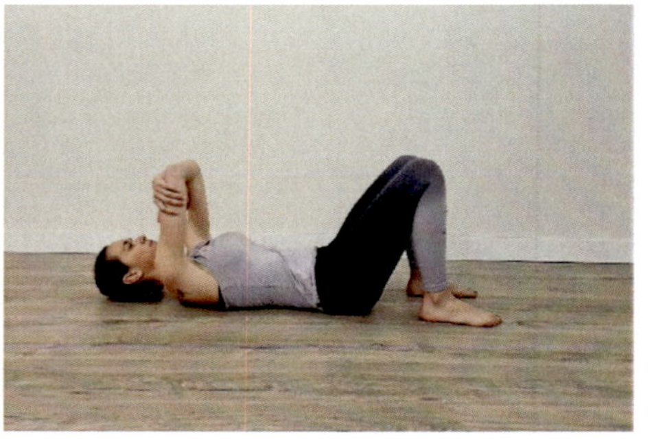

Figuras 5.50 y 5.51. *Empuje con ambos codos hacia el techo y el suelo para flexibilizar la región interescapular.*

- *Relajación del psoas ilíaco:* En decúbito supino, se lleva una pierna hacia el tórax lo máximo posible, pero manteniendo el otro miembro inferior lo más cercano al suelo posible, realizando un empuje en esa dirección. Mantener varias respiraciones profundas y realizar el mismo ejercicio con la otra pierna.

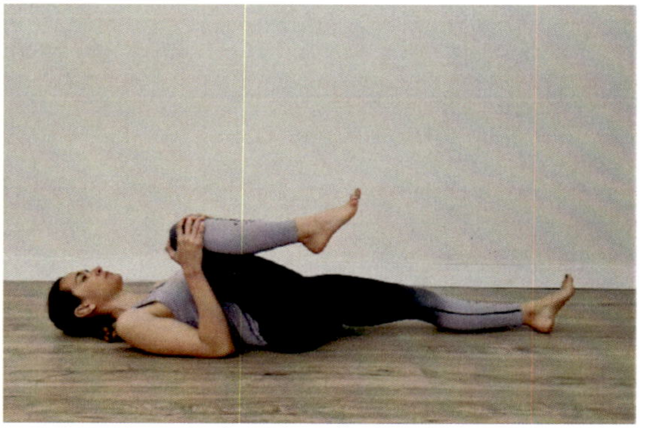

Figura 5.52. *Relajación psoas iliaco.*

- *Desbloqueo de la pelvis:* En decúbito supino con ambos pies apoyados y las manos sobre ambas crestas ilíacas, se realiza de manera suave una anteversión y retroversión pélvica, asociando el primer movimiento con la espiración y el segundo con la inspiración. Realizar unas 10 veces procurando no llevar el peso sobre la zona lumbar.

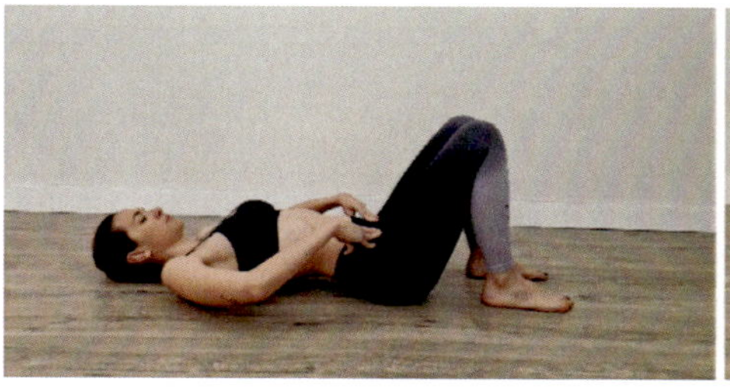
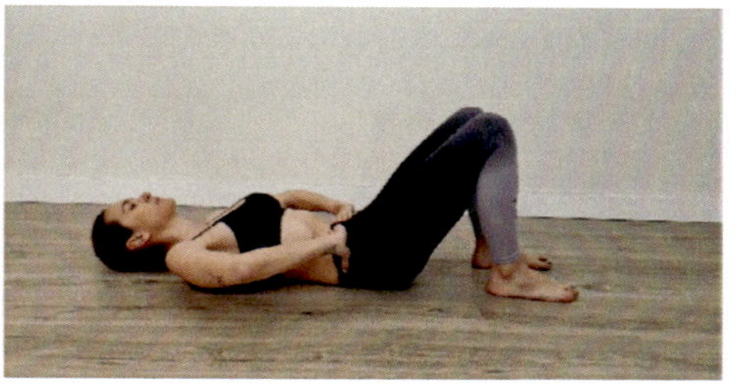

Figuras 5.53 y 5.54. *Desbloqueo y movilización de la pelvis.*

- *Relajación fibras anteriores del diafragma:* Inicialmente se acompaña la respiración. Cuando inhala la persona, introduce suavemente los dedos debajo de las costillas para tratar de ayudar durante la inhalación, cesando en la exhalación. Tras varias respiraciones se realiza justo lo contrario, primero se opone resistencia con las manos a la apertura costal y en la exhalación se aprovecha para introducir lo que sea posible los dedos debajo de las costillas con el fin de flexibilizar el diafragma.

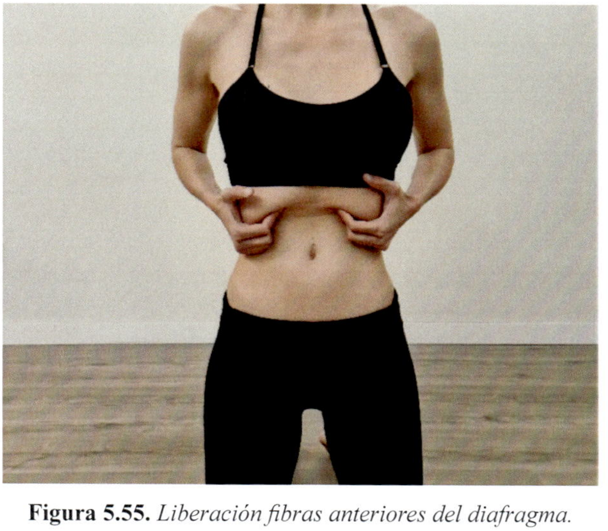

Figura 5.55. *Liberación fibras anteriores del diafragma.*

- *Relajación de los pilares del diafragma:* En sedestación sobre las rodillas (si esta posición resulta incómoda, se puede realizar en una silla separando la espalda del respaldo del asiento), se aprovecha el tiempo espiratorio para ceder la postura lo máximo posible y desde ese punto, cuando se realiza la inspiración se trata de oponer toda la resistencia posible con los brazos. Repetir unas 3-5 repeticiones.

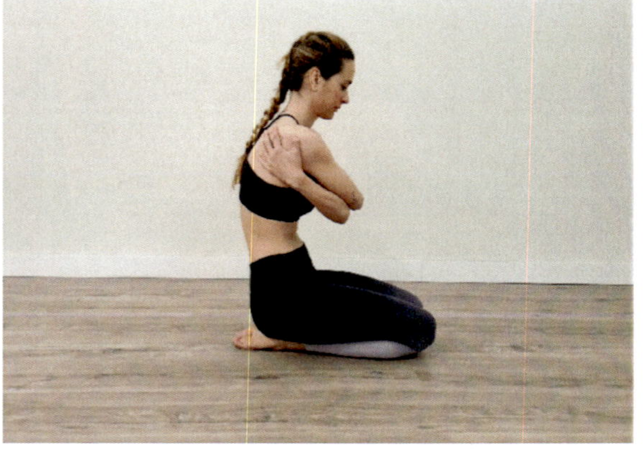

Figura 5.56. *Relajación de los pilares del diafragma.*

- *Respiración posterior:* Desde la posición que se muestra a continuación, se realizan respiraciones profundas prestando especial atención en llevar todo el aire posible a la zona posterior del tórax (espalda). Repetir unas 10 respiraciones profundas.

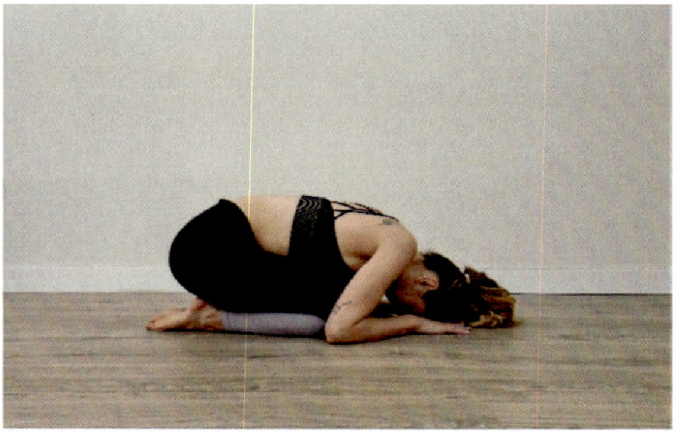

Figura 5.57. *Respiración posterior.*

Por último, se recomienda realizar diversos *estiramientos globales* de todas las cadenas musculares que componen el cuerpo humano, bien pueden realizarse antes de la práctica de hipopresivos, o tras finalizar estos en función de lo que se crea más conveniente para la persona. Entre ellas encontramos:

- *Estiramiento de la cadena posterolateral:* Manteniendo la postura de la siguiente imagen, se debe realizar respiraciones profundas, aprovechando en cada exhalación para elongar el brazo y la pierna contralateral del estiramiento.

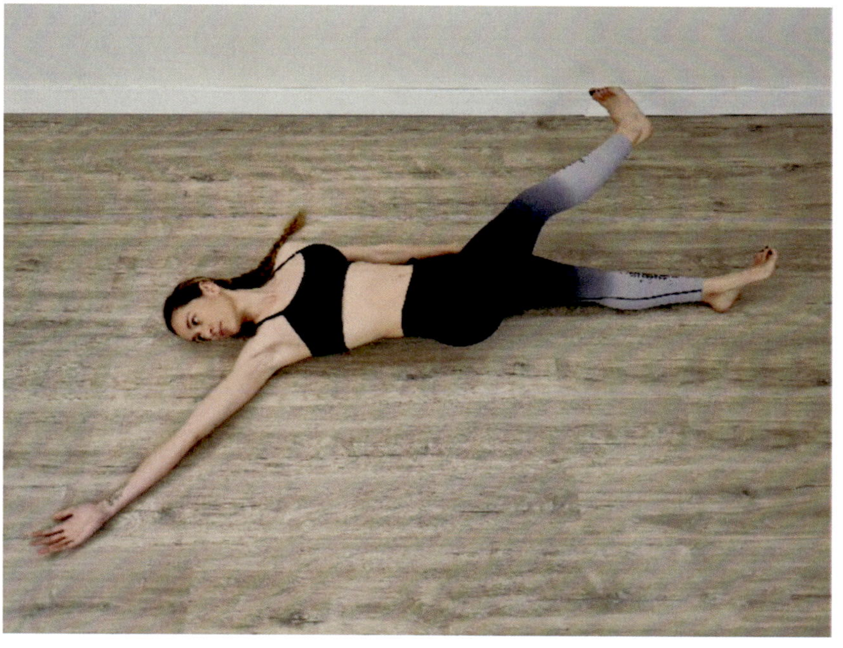

Figura 5.58. *Estiramiento cadena PL.*

- *Estiramiento de la cadena anterolateral:* Respecto a la siguiente postura, si la persona no llega a poder agarrar el pie contralateral, se intenta acercar lo máximo posible a él. Por otro lado, se empuja con el codo que se encuentra flexionado por encima de la cabeza en cada exhalación en dirección craneal (no hacia el suelo). Con la pierna que se encuentra flexionada, se intenta estirar lo máximo posible la parte lateral, realizando una apertura global desde la rodilla que está flexionada, hasta el codo homolateral que se encuentra en la misma posición.

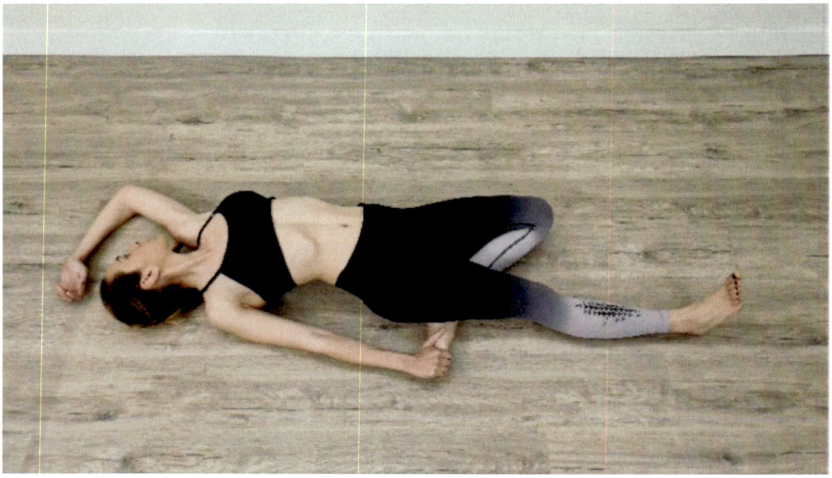

Figura 5.59. *Estiramiento cadena AL.*

- *Estiramiento de la cadena anteromediana:* En este caso, se representa a continuación el estiramiento de miembros inferiores asociado a dicha cadena, por una parte, con las piernas extendidas, y por otra, con ambas flexionadas. Respecto al miembro superior de esta cadena, se debe estirar el pectoral mayor contra una pared o similar.

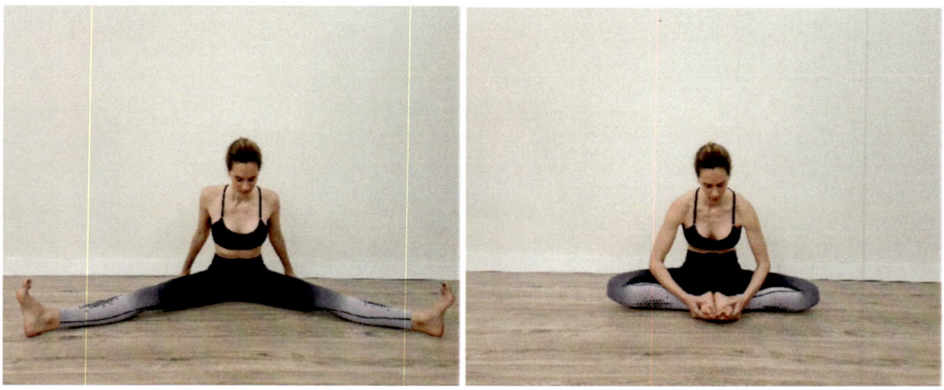

Figuras 5.60 y 5.61. *Estiramiento cadena AM miembros inferiores.*

- *Estiramiento de la cadena posteroanterior:* Movilización rítmica de la columna cervical.

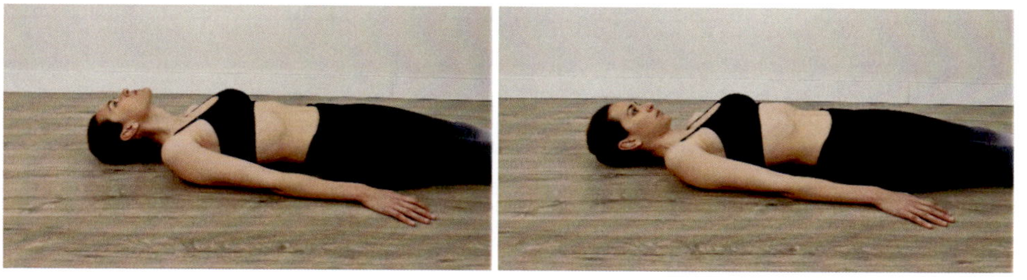

Figuras 5.62 y 5.63. *Estiramiento PA.*

- *Estiramiento de la cadena posteromedial:* Se realizan respiraciones hacia la parte posterior del cuerpo y se intenta en cada exhalación llevar los isquiones hacia los talones.

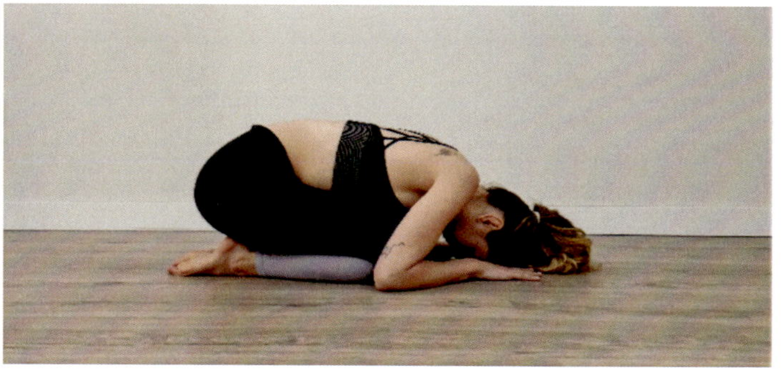

Figura 5.64. *Estiramiento PM.*

- *Estiramiento de la cadena anteroposterior:* En cada exhalación se intenta llevar el talón hacia el glúteo, procurando que el hombro homolateral no se superiorice.

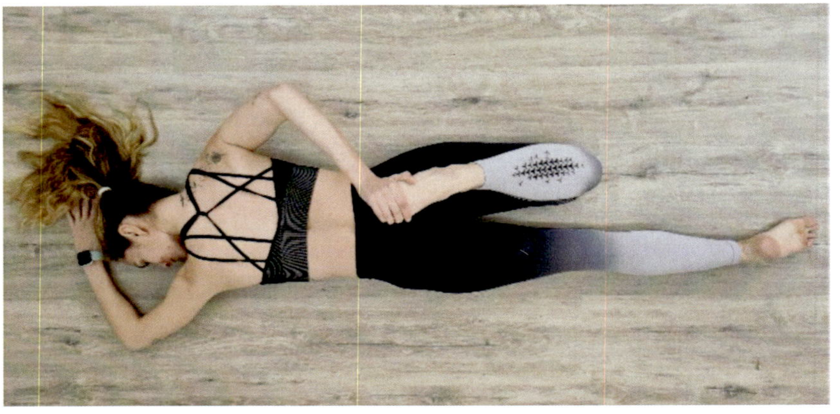

Figura 5.65. *Estiramiento cadena AP.*

5.2. Pautas posturales

Comenzando por los pies y acabando por la parte superior del cuerpo, la *postura* que se debe mantener durante los ejercicios hipopresivos es la siguiente:

- *Pies:* La separación entre ambos debe ser la misma que el ancho de las caderas de la persona y ambos pies deben estar paralelos el uno del otro. En este punto se comprueba si el peso se reparte por igual entre ambos pies o si hay alguna descompensación (una extremidad más larga que otra, escoliosis…). Para comprobar que la anchura es la correcta se coloca la mano de manera perpendicular a ambos pies, ese debe ser el ancho sobre el que trabajar las posturas en bipedestación.

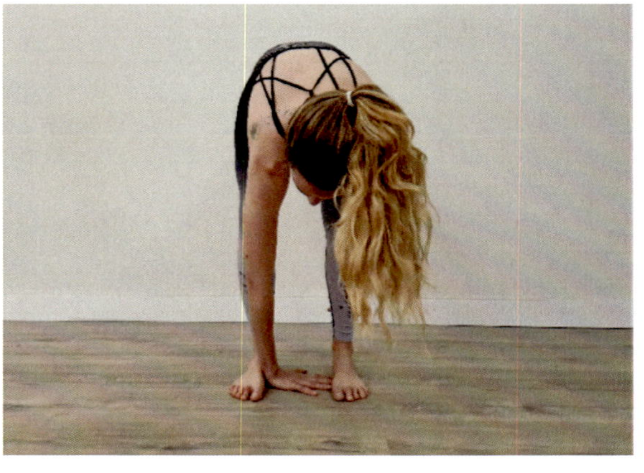

Figura 5.66. *Separación ancho de pies.*

- *Rodillas:* Deben estar desbloqueadas. Este es uno de los pilares fundamentales para proporcionar dinamismo. Es importante en este punto ver la diferencia entre unas rodillas en bloqueo y por el lado contrario en excesivo flexo de rodillas.

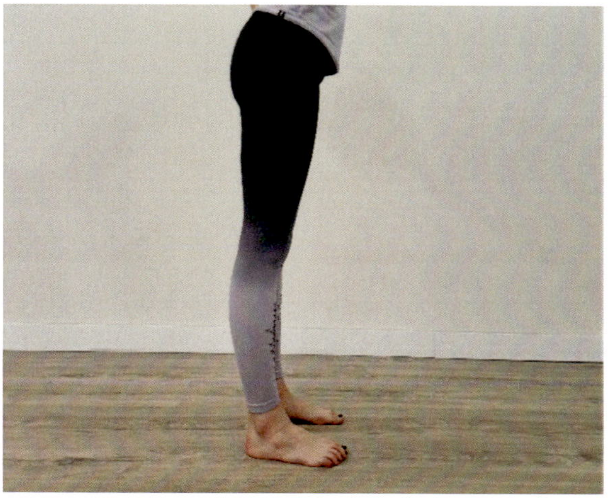

Figura 5.67. *Bloqueo de rodillas.*

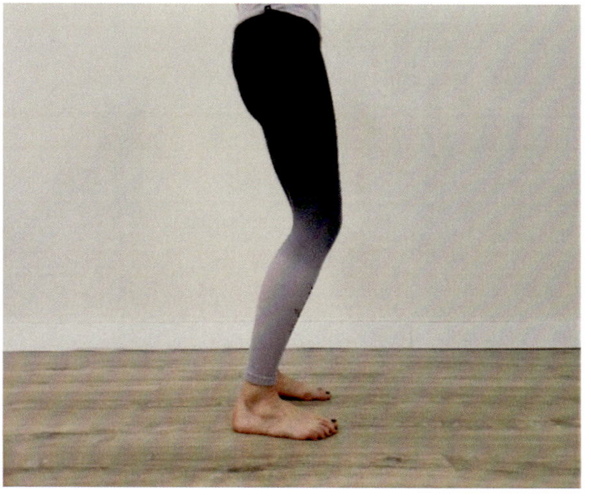

Figura 5.68. *Excesivo flexo de rodillas, incorrecto para realizar los hipopresivos.*

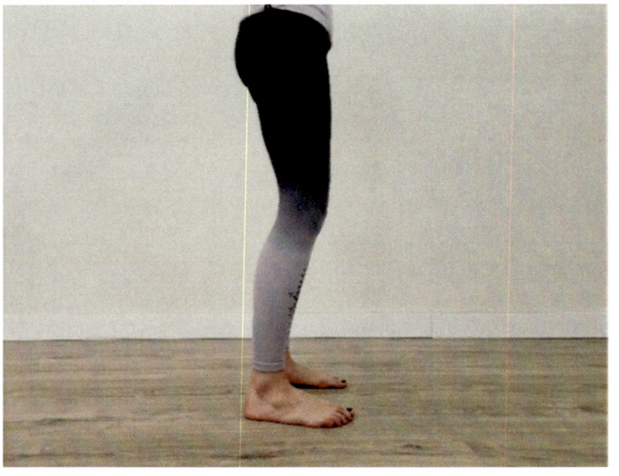

Figura 5.69. *Correcta posición de las rodillas, desbloqueadas y sin flexo excesivo.*

- *Pelvis:* Debe estar siempre en posición neutra. En este punto es necesario hacer hincapié puesto que, si una pelvis se encuentra en antebáscula o retrobáscula, el reparto de presiones durante la postura y las pautas respiratorias incidirán de manera diferente sobre el periné.

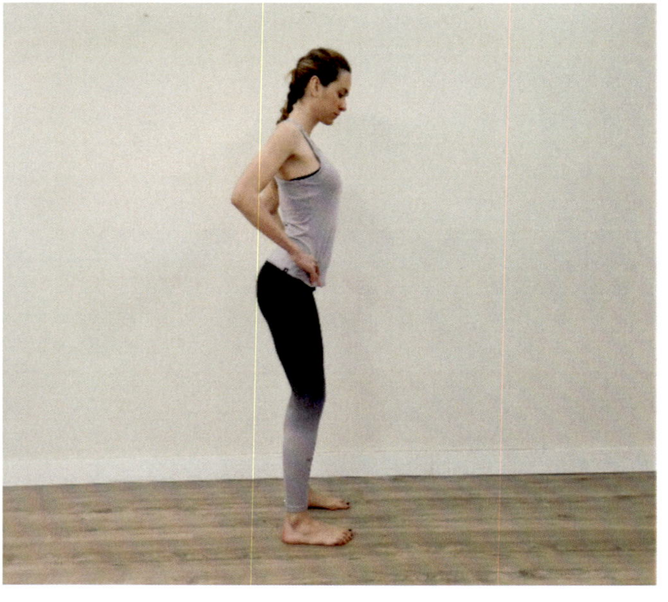

Figura 5.70. *Antebáscula de la pelvis.*

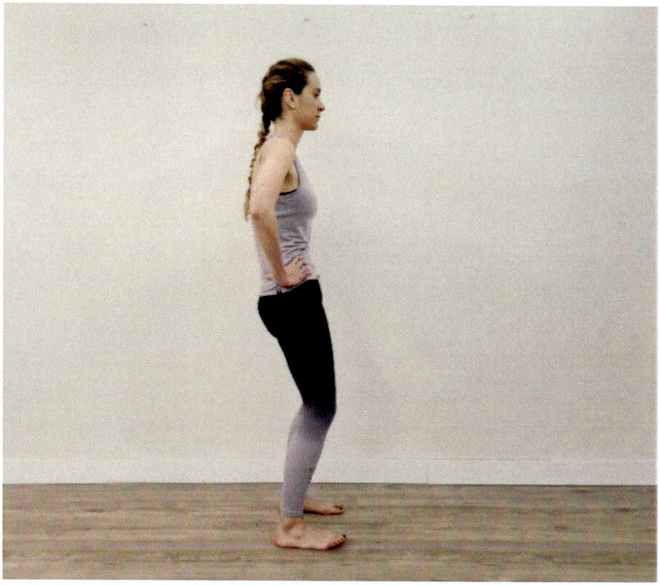

Figura 5.71. *Retrobáscula de la pelvis.*

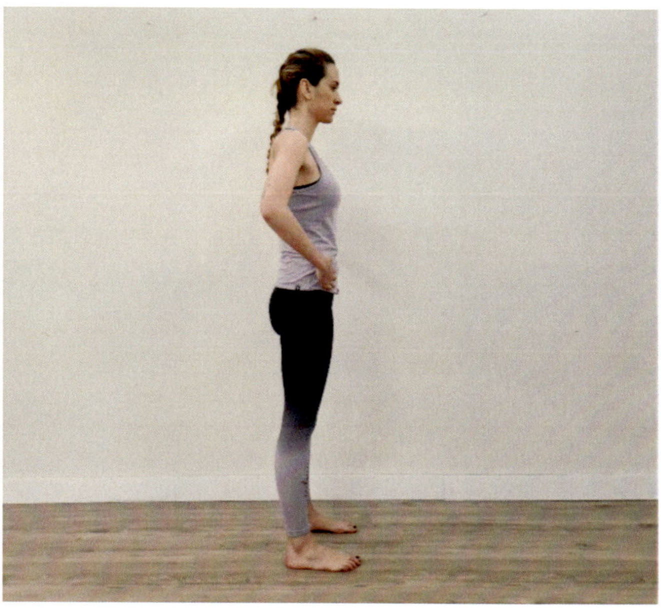

Figura 5.72. *Pelvis neutra sobre la que se deben practicar los ejercicios hipopresivos.*

- *Cuello:* Se debe mantener una elongación axial del cuello, es decir, la mirada tiene que permanecer en todo momento al frente, el mentón debe moverse ligeramente hacia atrás (maniobra de doble mentón) y seguidamente a este movimiento, la parte superior de la cabeza debe acompañar al mentón hacia arriba. La sensación es de ligero estiramiento del cuello por su parte posterior, pero sin ser excesivo. Por supuesto se pretende que se integre con el resto de los componentes anteriores sin perder ninguna de las pautas previas.
  Una manera de asegurar que esta pauta está correctamente ejecutada es poniendo una mano en el abdomen y otra detrás de la cabeza. Al realizar esta elongación cervical, se debe sentir como la mano del abdomen que está va ligeramente hacia adentro, mientras que en la parte del cráneo se aprecia un empuje también hacia atrás y hacia arriba.
  Como se puede apreciar en las figuras 5.73 y 5.74, la correcta posición cervical modifica por completo la estática corporal, siendo especialmente visible su repercusión sobre el abdomen.
  En la primera imagen la incorrecta posición del cuello propicia que el abdomen aparezca mucho más proyectado hacia delante, con la consi-

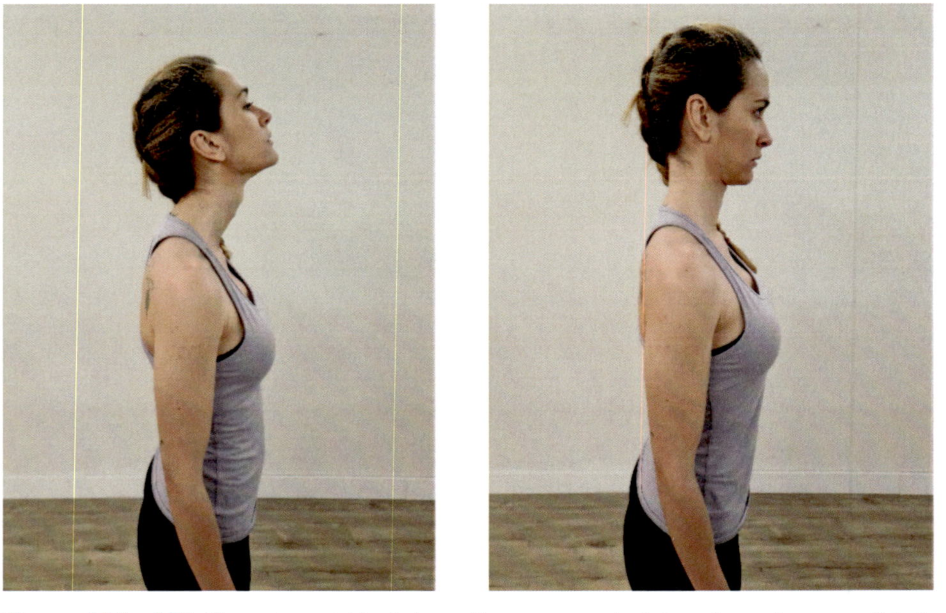

Figuras 5.73 y 5.74. *Correcta posición de la región craneocervical. La primera imagen refleja la postura errónea, mientras que la segunda es la correcta.*

guiente repercusión que tendrá sobre el suelo pélvico y zona lumbar, mientras que, en la segunda, la diferencia es evidente al verse mucho más activado. Así mismo, la región de la cintura escapular se muestra más encajada y activa.

- *Extremidades superiores y escápulas:* Se busca la abducción de las escápulas y la activación voluntaria de los serratos.

  Por un lado, los brazos deben dirigirse hacia el suelo pretendiendo realizar un empuje leve pero firme, y, por otro lado, se busca decoaptar las escápulas. Para conseguir lo primero se deben estirar los brazos hacia el suelo sin perder las pautas anteriores y, notando en este caso, como se incrementa la sensación de estiramiento axial de todo el cuerpo. Las escápulas por otro lado para que estén en el punto postural óptimo deben activarse gracias al apoyo de los dorsales anchos y serratos.

  En las siguientes imágenes se ejemplifica por un lado, la incorrecta realización y por otro, la correcta posición de miembros superiores y cintura escapular.

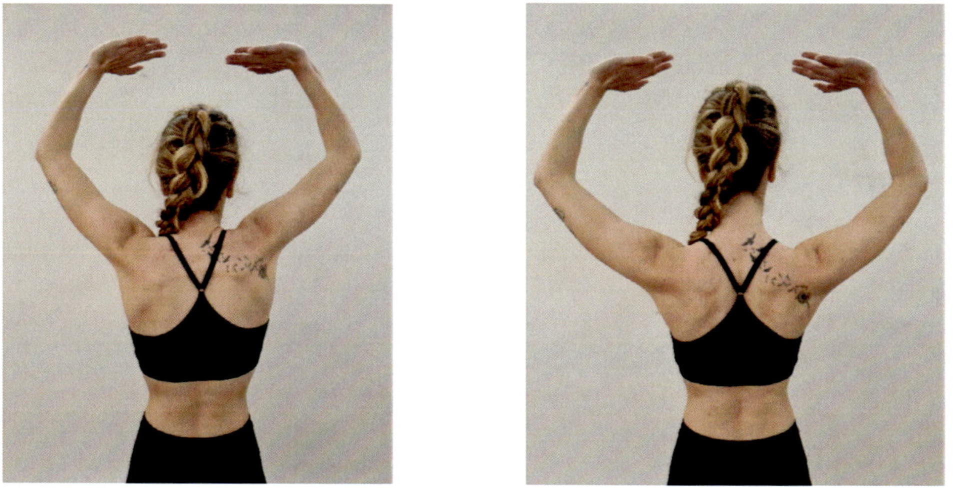

Figuras 5.75 y 5.76. *La primera imagen refleja la incorrecta posición de la cintura escapular, mientras que la segunda se aprecia la armonía de la rregión dorsal alta.*

Para conseguir esto último, ya que puede resultar complejo entender qué es aproximar las escápulas, si se colocan ambas manos sobre una superficie como puede ser una pared, y se pide a la persona que intente

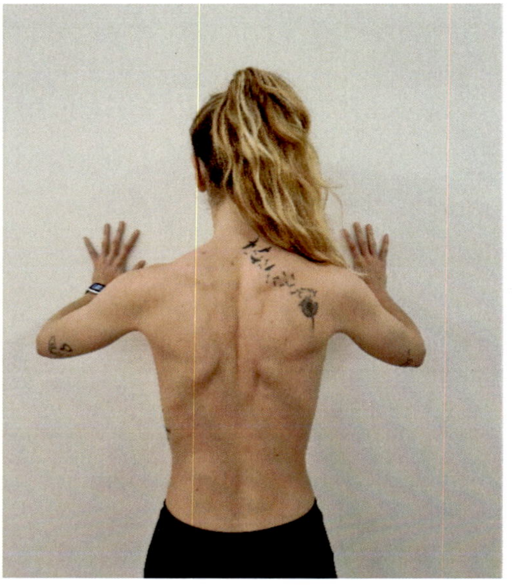

Figura 5.77. *Aproximación escápulas.*

acercar sus escápulas como su tuviera que coger con ellas un bolígrafo, por ejemplo, se ve claramente como ambos huesos se juntan en una línea media. En este caso está exagerado el gesto, lo cual pretende que se aprecie la movilización de la cintura escapular.

- *Estiramiento global axial y anteproyección del eje:* Para acabar con las pautas posturales, una vez conseguido todo lo anterior (posiblemente se necesite tiempo hasta que se integre todo por completo de manera automática), se realiza un estiramiento global axial (hacia arriba) y una proyección del eje hacia delante.

  El estiramiento axial busca provocar una puesta de tensión de los músculos espinales profundos de la espalda.

  La anteproyección del eje de gravedad busca provocar un desequilibrio del eje anteroposterior. Esto se ejemplifica claramente si con todas las pautas en su conjunto se realizan oscilaciones con el cuerpo hacia delante y hacia detrás. El punto óptimo de posición es dejando el peso ligeramente sobre los dedos de los pies o la parte anterior del pie. Aquí, de nuevo, se puede comprobar que al realizar esta oscilación hacia delante y mantenerla, el abdomen se activa de nuevo para poder mantener al cuerpo en esa posición.

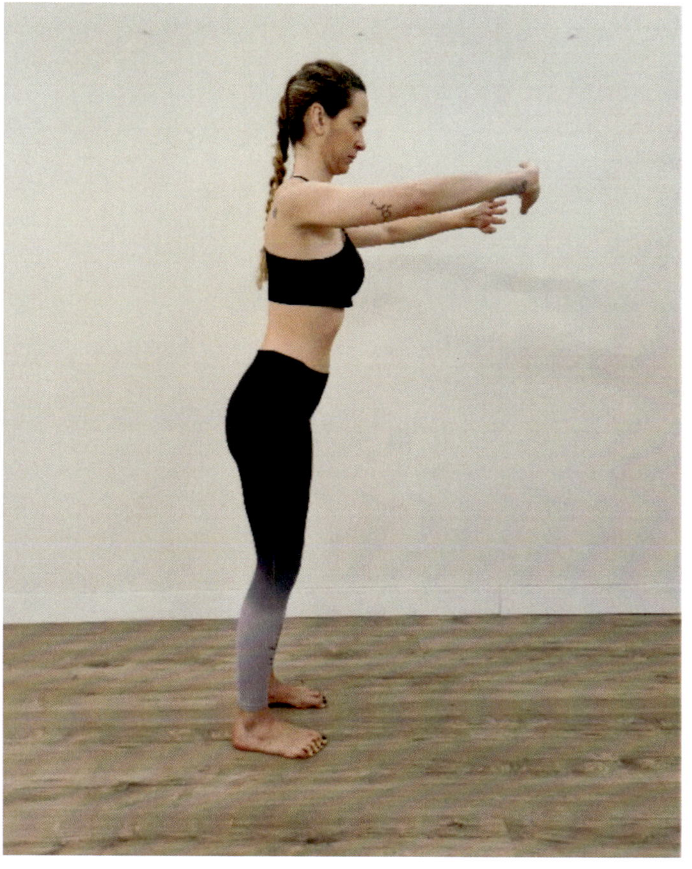

Figura 5.78. *Anteproyección del eje y centro de gravedad.*

Tras la mención de todos estos parámetros, existen varios signos anatómicos que aparecen si durante la ejecución de los hipopresivos, los *efectos* que se producen son correctos, entre ellos se encuentran:

- Apertura del arco costal.
- Movilización del abdomen hacia adentro y hacia arriba (este signo aparece fijándose en el ombligo, el cual debe ascender e ir ligeramente hacia la columna).
- Hendidura en las fosas claviculares, debido a la activación de la musculatura inspiratoria accesoria con la finalidad de intentar realizar una inspiración profunda durante la fase de apnea, pero sin coger aire en ningún momento.

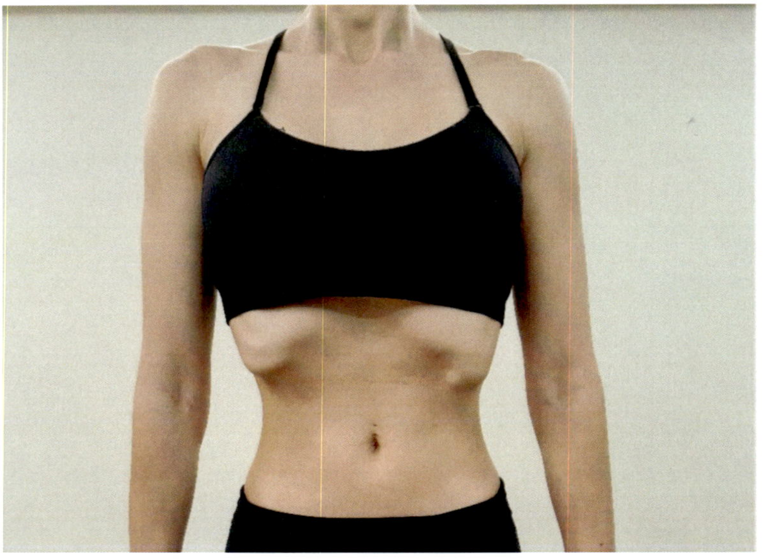

Figura 5.79. *Apertura costal y hendidura fosas claviculares.*

Si aparecen estos tres signos, el efecto del ejercicio hipopresivo estaría activado y se estaría ejecutando de forma correcta, según su creador el Dr Caufriez.

5.3. Pautas respiratorias

Casi con toda seguridad es la parte que más dificultad supone integrar con el resto de las pautas posturales. La población en general presta muy poca atención a cómo es su respiración y mucho menos en usarla como una importante herramienta en diversas situaciones cotidianas o deportivas. Con el auge de disciplinas como el yoga o pilates, se está consiguiendo integrar la importancia de la respiración en mayor número de población.

En los hipopresivos, como se ha explicado, por la relación de la caja torácica con la abdominal, la respiración es una de las piezas angulares de este tipo de ejercicios. Para entenderla correctamente se pide que, manteniendo todas las pautas posturales en bipedestación, se coloquen ambas manos rodeando las costillas para poder apreciar con detalle qué sucede cuando se inhala, y cuando se exhala.

Se debe realizar las veces que sea necesario hasta que la persona sea capaz de identificar cómo su caja torácica empuja sus manos cuando inspira, y, por el contrario, se cierra o reduce cuando exhala todo el aire por completo.

Una vez se ha entendido esta dinámica respiratoria en la que la persona coge todo el aire posible por la nariz, y lo suelta por la boca hasta tener la sensación de que no contiene más aire en sus pulmones, se realiza lo que se conoce como *apnea respiratoria.*

La apnea respiratoria busca crear ese vacío que, aprovechando la casi nula presión intraabdominal, permita al diafragma expandirse en la totalidad que esté disponible en ese momento y crear un efecto de succión sobre las estructuras subyacentes.

Para realizar esta apnea, se pide a la persona que tras una inhalación lo más profunda posible, realice una exhalación total y al final de esta, sin tomar nada de aire, intente abrir la caja torácica todo lo posible (igualmente que cuando realizaba una inhalación, pero sin coger aire). Así es como se crea ese vacío o sensación de *vacum abdominal.*

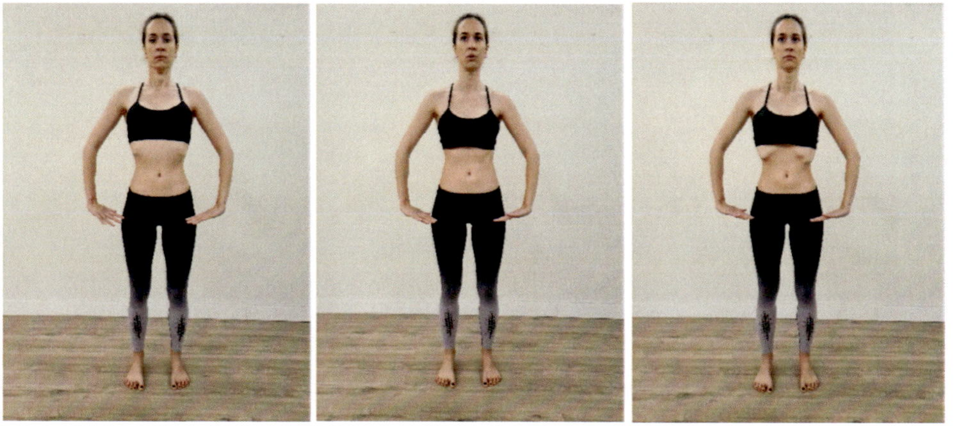

Figuras 5.80, 5.81 y 5.82. *Secuencia de inhalación, exhalación y apnea.*

En las primeras repeticiones de esta secuencia respiratoria, la apnea se debe realizar tras tres respiraciones profundas, evitando que la persona hiperventile por la falta de práctica y de técnica. Inicialmente es habitual que resulte complicado tanto en la ejecución como en la comprensión, esto puede darse por varios *motivos* más allá de la inexperiencia o falta de práctica. Entre ellas encontramos:

- Al abrir toda la parrilla costal en la fase de apnea, la persona coge aire y, por lo tanto, no se crea el efecto de succión del diafragma que buscan los ejercicios hipopresivos, sino que se crea todo lo contrario, al entrar aire a

los pulmones y creer realizar el hipopresivo correctamente, el diafragma desciende y consecuentemente, aumenta la presión dentro del abdomen (repercutiendo hacia el suelo pélvico y zona lumbar, ambas vulnerables a posible sintomatología dolorosa).
La manera de enseñar a estas personas a controlar este problema recae en pedirles que cuando exhalen por completo, coloque sus dedos índice y pulgar formando una pinza sobre sus fosas nasales, y que no cojan tampoco aire por la cavidad bucal. Con el paso del tiempo prescindirán de este requisito para realizar los hipopresivos correctamente y podrán hacer muchas más secuencias de ejercicios.

- La persona no entiende cómo abrir la caja torácica a pesar de realizar la apnea correctamente. En este caso es importante remarcar que no todas las personas tienen la misma morfología o estructura corporal. Se encontrarán en muchas ocasiones sujetos cuyo ángulo de Charpy (ángulo formado entre el esternón y costillas), está muy cerrado o separado. En función a esto último habrá personas con mayor facilidad que otras de realizarlos.
  En este caso es muy didáctico realizar los ejercicios hipopresivos frente a un espejo, puesto que, aunque entienden y saben hacer las apneas respiratorias, no logran expandir su caja torácica, de este modo, frente al espejo pueden ir viendo el avance que logran.
  También sirve de ayuda colocar las manos sobre el reborde costal de ambas costillas e intentar en la apnea facilitar esa apertura de manera suave con ambas manos.
- Por otro lado, existen personas que al final de la exhalación, previo a la apnea, tensan la faja abdominal (bien por hipertensión de la musculatura o por desconocimiento), y esta activación no permite que la caja torácica pueda expandirse durante la apnea.
  En estos casos es fundamental los ejercicios de liberación miofascial previa a la práctica de hipopresivos, tanto del diafragma, musculatura abdominal como psoas iliaco. Si es necesario invertir varias sesiones en liberar correctamente toda la musculatura, no se debe prescindir de ello, ya que por lo contrario no se realizarán de manera correcta los hipopresivos.
- Por último, hay personas a su vez que, a pesar de realizar todas las pautas posturales y respiratorias correctamente, sienten molestias o dolor en la parte dorsal baja o lumbar. Generalmente está asociado con contracturas

o tensiones no resueltas bien de la musculatura inspiradora (diafragma que se inserta en la zona lumbar y puede crear esta sintomatología al realizar la apnea). En este caso la solución no está solo en liberar el diafragma, también en realizar respiraciones conscientes y profundas.

A continuación, se muestra una relación de diferentes tiempos de inhalación, exhalación y apnea respiratoria, que puede variar en función de la experiencia de la persona que practique el ejercicio, los objetivos a alcanzar o la destreza en la combinación de las pautas posturales y respiratorias.

Cada ejercicio puede albergar varios ciclos respiratorios que es lo que se aconseja al comenzar la práctica, buscando progresivamente llegar a ciclos más cortos y apneas más prolongadas.

Cuadro 5.2. *Pautas respiratorias.*

CICLOS RESPIRATORIOS		
INHALACIÓN	EXHALACIÓN	APNEAS
3	3	1
2	2	1
1	1	1
Realizar inhalaciones profundas abriendo la caja costal todo lo posible.	Procurar exhalaciones completas para garantizar la activación del transverso abdominal.	Comenzar con apneas de escasos segundos, intentando avanzar en cada práctica de hipopresivos.
Cada ciclo respiratorio puede repetirse 3 veces en cada postura para ir afianzando y mejorando en cada repetición, o en casos avanzados, hacer un único ciclo respiratorio por postura y cambiar a la siguiente.		

5.4. Movilización neural

La práctica de hipopresivos son un conjunto de ejercicios que se basan no solo en la postura, respiración o la liberación miofascial, sino que integra otra técnica muy usada también en fisioterapia como es la *neurodinamia o movilización neural.*

La movilización neural o neurodinamia es una técnica que busca dar solución a alteraciones o trastornos del sistema nervioso periférico de tipo mecánico, a través de la movilización pasiva, estiramiento y deslizamientos de diferentes nervios o plexos durante su recorrido, con el fin de liberar el posible atrapamiento o disfunción que desencadenan la sintomatología en la persona.

Esta movilización usa diferentes posiciones y movimientos de diversas partes corporales para reducir síntomas que aparecen generalmente por la alteración de la mecanosensibilidad en diferentes trastornos musculoesqueléticos.

Desde un punto de vista neurofisiológico, las movilizaciones neurales buscan facilitar el deslizamiento natural y normal de los nervios periféricos, reduciendo las posibles adherencias o atrapamientos que se produzcan a lo largo de su trayecto en diferentes tejidos.

En la actualidad hay cada vez mayor evidencia científica y estudios que buscan despejar las muchas hipótesis que se plantean sobre la utilidad de la movilización neural. Entre estos estudios, algunos arrojan diferente información como la posibilidad de que durante la ejecución de estas técnicas a nivel de la médula espinal se produzca (por la aplicación de tensión y compresión), una redistribución del fluido sinovial sobre el cartílago articular (reduciendo a su vez el estrés mecánico en la región discal).

A nivel distal, las personas que sufren sintomatología neural frecuentemente padecen sensación de ráfagas eléctricas en regiones distales (muñecas, piernas), dolor sordo y constante y hormigueo o entumecimiento de las zonas afectadas.

Por ello, desde los hipopresivos con la introducción de movilización neural durante sus secuencias, se moviliza y flexibiliza el conjunto nervioso que tiende a estar rígido debido a compresiones durante el día a día de la persona (trabajo, deporte, sedentarismo, estrés…).

Inicialmente se realiza una puesta en tensión postural, como se ha explicado previamente en la parte postural de los hipopresivos, para posteriormente buscar un deslizamiento del nervio a su paso por las estructuras neurodinámicas. En la postura bípeda se aprovecha que los miembros superiores se encuentran libres para centrarse en la movilización del plexo braquial y de todo el conjunto articular y muscular de la cintura escapular.

En decúbito supino o lateral, se puede realizar también la movilización del plexo lumbosacro.

En cada ejercicio existe la posibilidad de realizar la movilización neural de miembros inferiores y superiores.

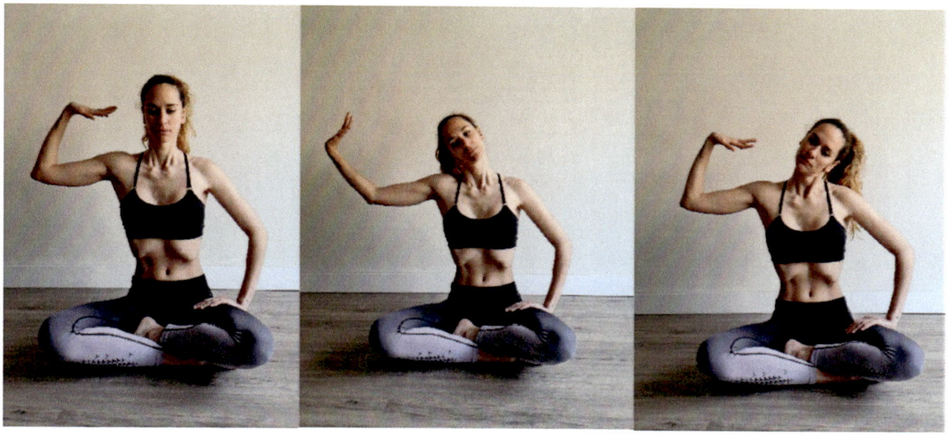

Figuras 5.83, 5.84 y 5.85. *Secuencia de movilización del plexo braquial combinado con la realización de un ejercicio hipopresivo.*

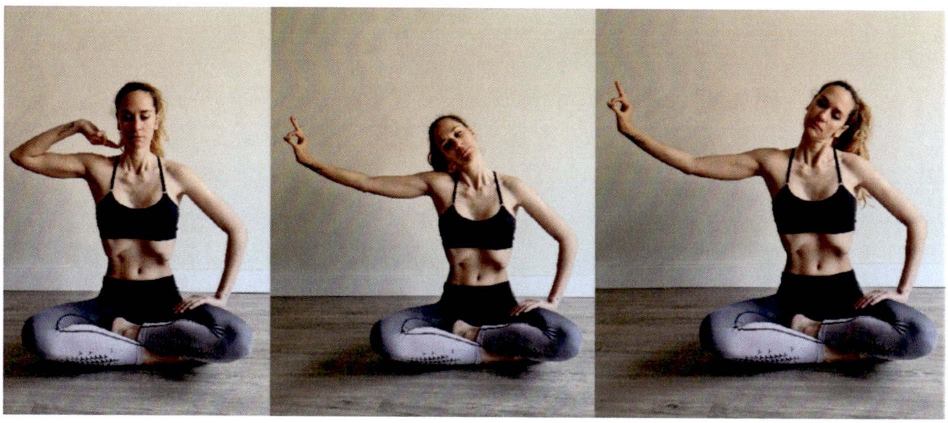

Figuras 5.86, 5.87 y 5.88. *Secuencia de movilización del nervio cubital y puesta en tensión de este, junto a la realización de un ejercicio hipopresivo.*

5.5. Valoración de los hipopresivos

Además de las sensaciones subjetivas de la persona que realiza los ejercicios hipopresivos, resulta de gran utilidad tener unas mediciones y evaluaciones objetivas que verifiquen la correcta ejecución de las técnicas hipopresivas, tanto para lograr el objetivo deseado, como para evitar errores y solventarlos rápidamente.

Las *mediciones* que se pueden realizar por cualquier persona que realice los ejercicios hipopresivos, bien sea de manera individual, o bajo la supervisión de un profesional examinan (Pinsach, 2015):

- *Faja abdominal.* Situada la persona en decúbito supino, con las rodillas flexionadas y las plantas de los pies apoyadas en el suelo, se coloca una mano infraumbilical y se realiza una tos brusca. En ese momento se observa qué sucede en la mano que está colocada en el abdomen. Se repite en dos o tres ocasiones más para corroborar el resultado y *se cuantifica* de la siguiente forma:
  - Si la mano no sube o incluso desciende: 0.
  - Si la mano se eleva entorno a 1 cm: 1.
  - Si se eleva 2 cm: 2.
  - Si se eleva 3 o más cm: 3.
- *Diafragma.* En la misma posición de decúbito supino que el test anterior, se colocan las manos juntas primero sobre el reborde costal del lado izquierdo, incidiendo justo debajo de dicho reborde y comprobando cómo se encuentra el diafragma (como en la figura 5.55). *Se valora* del siguiente modo:
  - Si prácticamente no se pueden introducir los dedos debajo de las costillas, aparece dolor o el tono muscular está muy elevado: 3.
  - Si tampoco se puede acceder fácilmente, pero durante espiración se facilita la entrada de los dedos, siendo expulsados durante la inspiración: 2.
  - Si entran los dedos tanto en la inspiración como en la exhalación, pero sigue produciendo dolor: 1.
  - Si no aparece dolor, incluso alivia, y se puede acceder fácilmente con los dedos por debajo: 0.
- *Periné.* En sedestación sobre una silla se coloca una mano entre ambos isquiones relajada, dejando caer sobre ella el periné. De nuevo se realiza una tos brusca y *se puntúa:*
  - Si el periné no empuja a la mano o incluso asciende separándose de ella. 0.
  - Si el periné empuja a la mano suavemente: 1.
  - Si la mano empuja fuerte a la mano: 2.
- *Diástasis abdominal.* Adquiere gran importancia esta medición en mujeres tras el parto y en deportistas, puesto que en ambos casos puede existir una indeseada diástasis abdominal. Para valorarla se realiza también en

decúbito supino, con las rodillas flexionadas y los pies apoyados en el suelo. Se coloca la falange distal del dedo índice transversalmente por encima del ombligo primero y después por debajo, mientras se pide a la persona que levante la cabeza como si fuera a mirarse ambos pies.
– Si el dedo es empujado o no logra penetrar entre ambos rectos abdominales: 0.
– Si el dedo puede penetrar entre ambos rectos abdominales, pero nota ambos tabiques musculares: 1.
– Si el dedo penetra y es posible incluso introducir también un segundo dedo: 2.
– Si el dedo penetra y es posible introducir más de dos dedos: 3.

Se considera que existe diástasis abdominal cuando sobrepasa los 2,5 cm (dos dedos y medio), y aunque esta muestra es clínica y lo aconsejable sería poder evaluarlo con un ecógrafo, sirve como guía para saber en qué estado está la persona.

- *Perímetro de cintura.* Durante la práctica continuada de hipopresivos, uno de los parámetros que aparecen antes es la disminución de perímetro en la cintura. Esto sucede gracias a la tonificación del transverso abdominal, a la buena ritmicidad del diafragma que deja de empujar hacia caudal las vísceras y a la mejora de la respiración y postura global. Para realizar la medición se debe realizar con una cinta métrica (preferiblemente por otra persona, o delante de un espejo), colocándola inmediatamente por encima del ombligo.

Se proporciona a continuación una hoja de evaluación tipo, para anotar todos los datos recogidos en los test anteriores para tener un seguimiento periódico. Lo ideal u óptimo sería que todos valores, a excepción del perímetro de cintura, estuvieran en un valor 0 o lo más cercano posible a él.

Se aconseja recoger dichos datos en la misma hora siempre, y, en el caso de las mujeres, en la misma fase del ciclo menstrual ya que el abdomen, por el influjo hormonal, sufre variaciones a lo largo del mes en función a este factor.

Cuadro 5.3. *Evaluación test.*

		Fecha	**Fecha**	**Fecha**
Test de la faja	Expulsión de dedos en cm			
Test diafragma	Lado izquierdo			
	Lado derecho			
Test periné	Descenso en cm			
Test diástasis abdominal	Separación en cm			
Perímetro cintura	En cm			

6. EJERCICIOS HIPOPRESIVOS

Generalmente cuando se comienza una práctica deportiva, o se utilizan las técnicas hipopresivas como herramienta complementaria a un tratamiento en fisioterapia, las personas que lo practican sienten la necesidad de hacerlo perfecto desde el principio, de que los resultados visuales sean inmediatos. Esto como en todas disciplinas, no sucede en la primera sesión y probablemente tampoco en la décima, pero no hay que desistir en ello ya que la clave para conseguir dominar esta práctica no es otra que la *constancia*.

Siempre hay que empezar por ejercicios más asequibles y una vez dominados estos, pasar poco a poco de nivel o dificultad. Estos tiempos los irá marcando el cuerpo de cada persona y su proceso interno propio. El fisioterapeuta como en otras técnicas, no es más que un guía que ayuda durante todo el proceso, pero el trabajo es de la persona que acude a consulta por el motivo que sea.

Por ello, a continuación, se van a presentar diferentes ejercicios, con sus pautas y opciones de elevar su dificultad, en función de lo que se busque conseguir. Además, es importante remarcar que siempre se deben adaptar a la situación de cada persona.

6.1. Ejercicios en bipedestación

En todos los ejercicios hipopresivos se pueden colocar los miembros superiores en diferentes posiciones, en función de lo que se pretenda ejercitar, si el empuje hacia el suelo por una parte (figuras 6.89 y 6.92), hacia el techo (figura 6.91) y al frente (figura 6.90).

También se puede realizar una secuencia de todas ellas en su conjunto como se muestra a continuación.

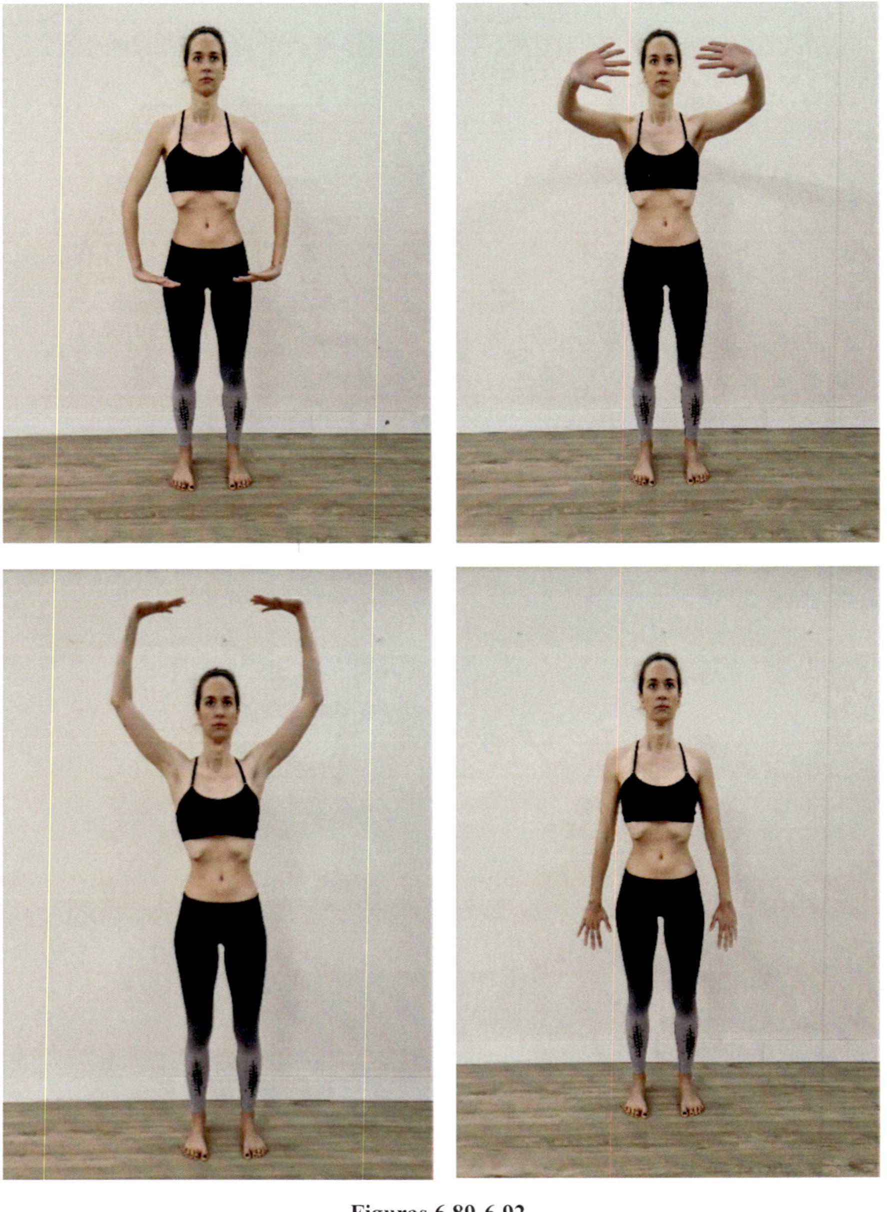

Figuras 6.89-6.92.

Partiendo desde una posición asimétrica de miembros inferiores, se realizan diferentes ejercicios hipopresivos posicionando los miembros superiores en diferentes alturas, tal y como se muestra en las siguientes figuras.

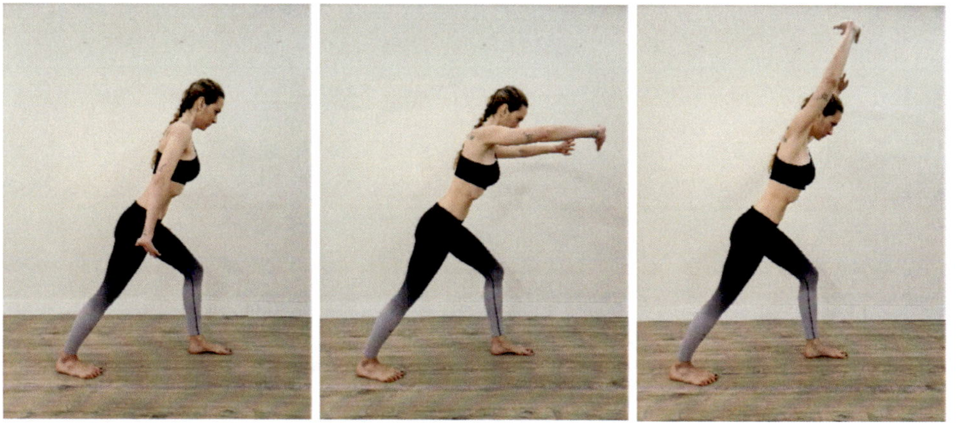

Figuras 6.93-6.95.

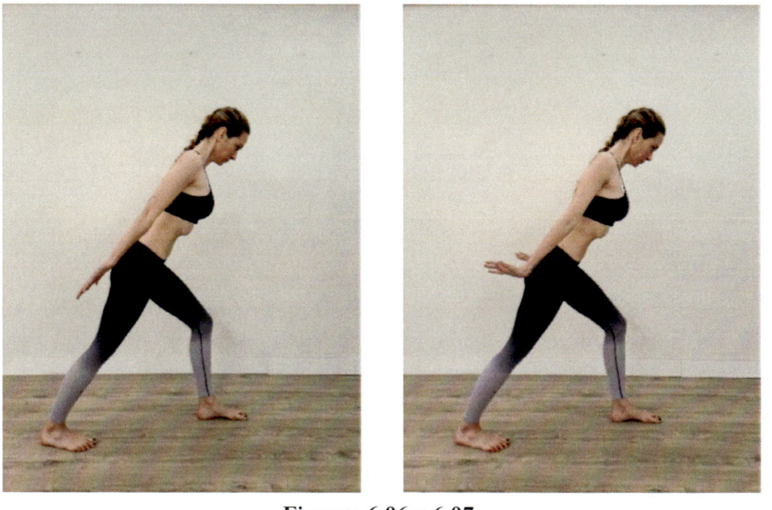

Figuras 6.96 y 6.97.

Posicionando ambas manos en los muslos o de forma asimétrica, únicamente una con la otra empujando hacia el frente, se aprovecha la fuerza que se ejerce sobre la musculatura de los miembros inferiores para realizar una apnea de mayor intensidad.

También se puede realizar con ambos miembros superiores completamente estirados en dirección hacia el talón del pie que se encuentra más posterior, o incluir un estiramiento de toda la cara anterior del antebrazo, al girar ambas manos hacia atrás como se muestra en las figuras 6.97 y 6.99.

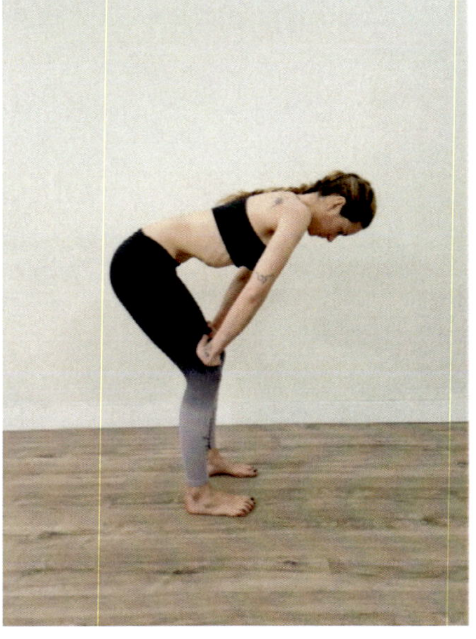

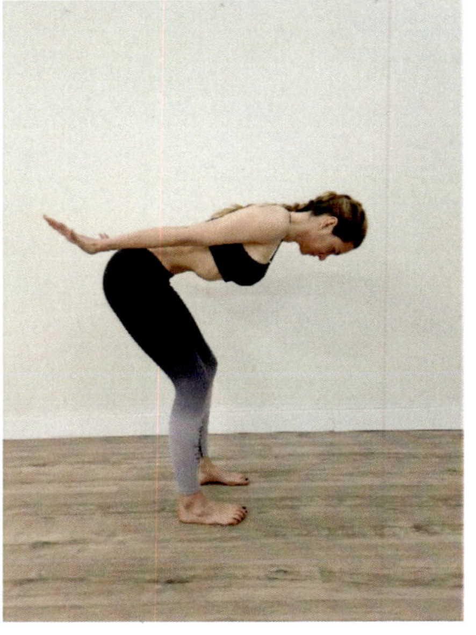

Figuras 6.98 y 6.99.

En las siguientes imágenes, se puede apreciar cómo al trabajar en asimetría, el lado del miembro superior que se encuentra en extensión realizando un empuje en la dirección frontal, aparece con mayor apertura costal y vacío abdominal, que el costado que, sin embargo, está con el miembro superior apoyado sobre su homolateral inferior.

Esto resulta muy interesante en la aplicación en personas con escoliosis, por la tracción que se puede realizar sobre el lado cóncavo, y el empuje sobre el lado convexo.

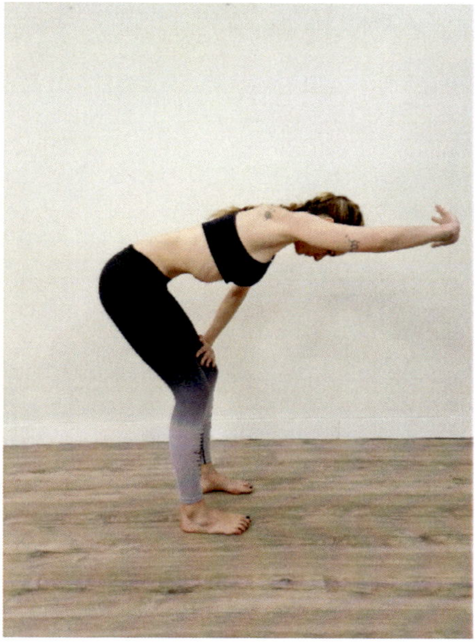

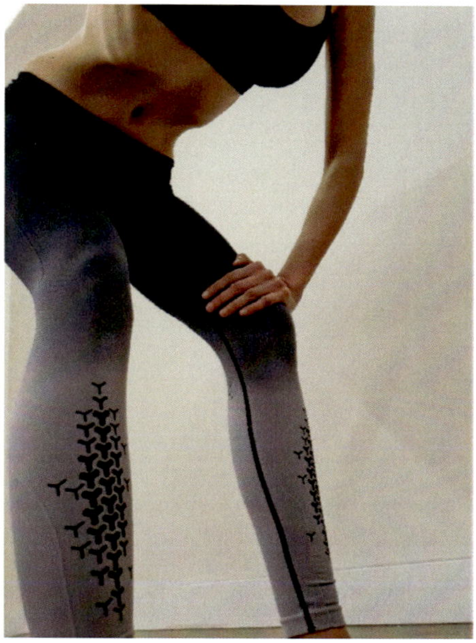

Figuras 6.100 y 6.101.

6.2. Ejercicios en sedestación

Adquiere gran relevancia en este caso, que las personas que tienen problemas discogénicos en la zona lumbar, se encuentren sentadas con la postura más correcta posible de la columna vertebral. Para ello, puede ser interesante colocar un cojín sobre el que sentarse, o un bloque de yoga, con el fin de evitar que el peso recaiga sobre la región lumbar al no existir una adecuada flexibilidad de los isquiotibiales, por un lado, o una afectación lumbar por otra.

Del mismo modo que en los ejercicios en bipedestación, se pueden alternar diferentes posiciones de los miembros superiores para incidir sobre unos objetivos u otros.

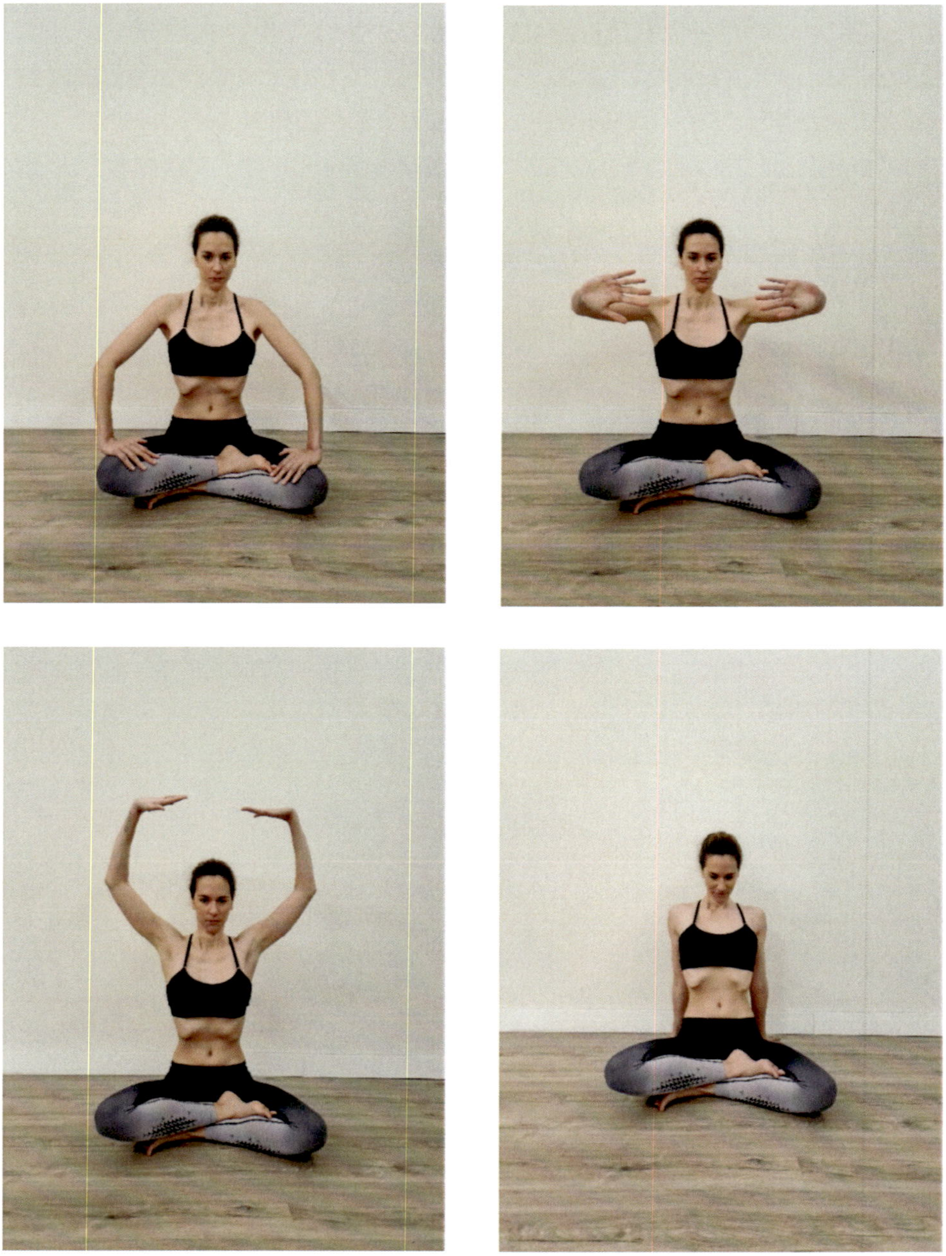

Figuras 6.102-105.

Esta misma secuencia se puede realizar con ambos miembros inferiores extendidos con una ligera flexión, siempre que existan problemas en la región de las rodillas que provoquen sintomatología y por tanto la posición de los miembros inferiores de las imágenes anteriores con una flexión completa desencadene dolor articular.

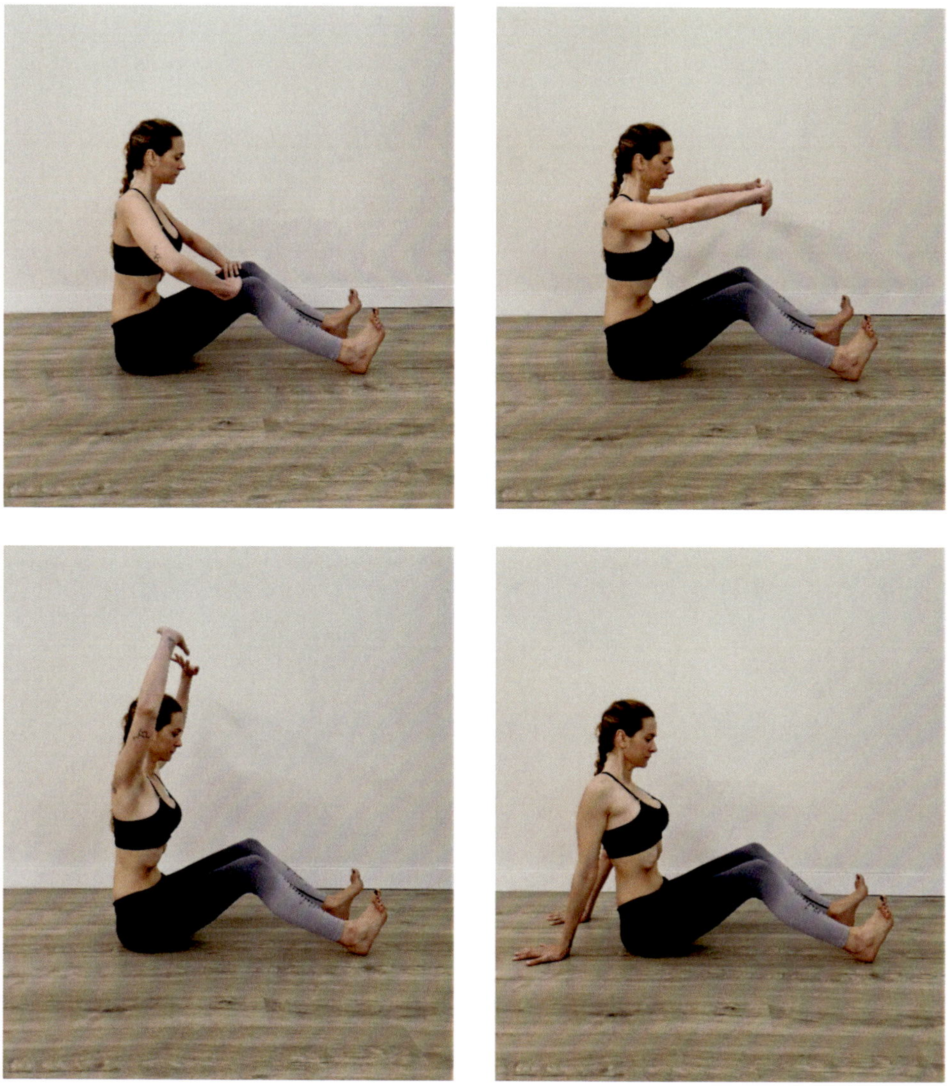

Figuras 6.106-109.

6.3. Ejercicios de rodillas

En el caso de estos ejercicios, hay que tener especial cuidado si hay patologías previas, así como en personas mayores. Si la persona que los practica no tiene problemas, pero durante la práctica aparece alguna molestia, se puede dar mayor soporte con la propia colchoneta (doblándola más), o alternando diversas posturas para evitar que mantenga de manera sostenida o prolongada esta postura.

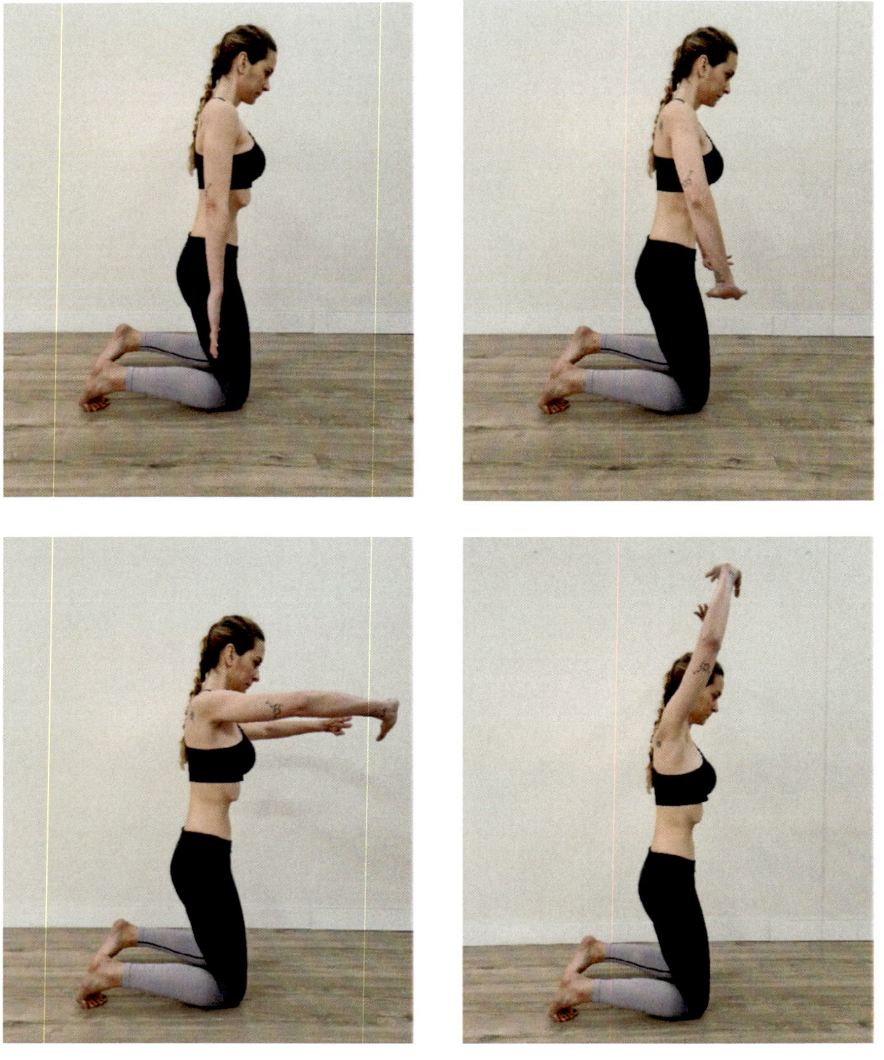

Figuras 6.110-113.

En esta secuencia también se puede trabajar combinando figuras asimétricas, desde las más simples con una de las rodillas apoyadas en el suelo, hasta la más avanzada con la rodilla separada del suelo en posición de *lunch*, comúnmente conocido en la jerga deportiva.

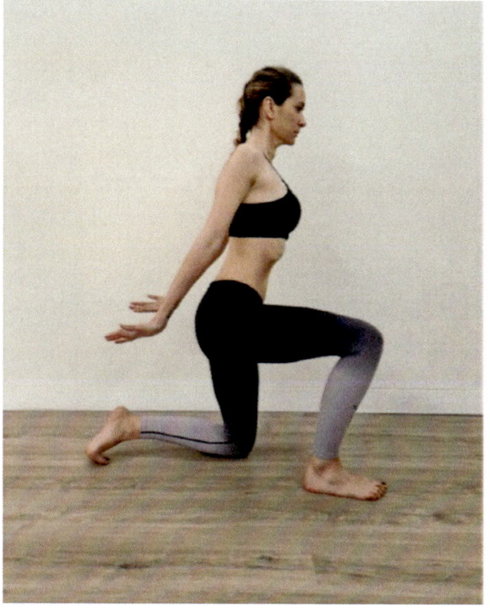

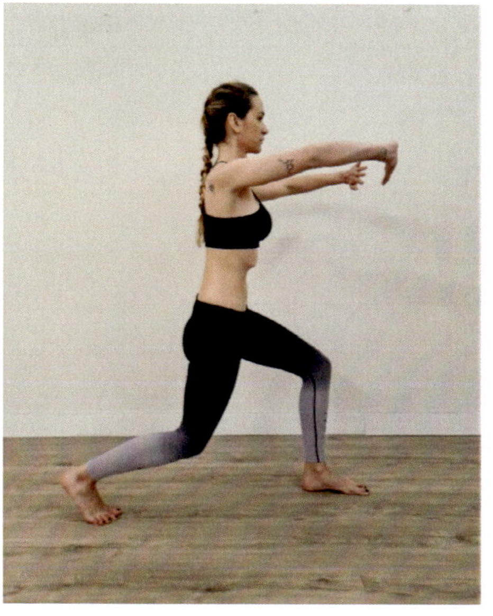

Figuras 6.114 y 6.115.

6.4. Ejercicios en cuadrupedia

En las secuencias de los ejercicios hipopresivos en cuadrupedia, existen cuatro apoyos salvo en las asimétricas. Esto permite por un lado aumentar la estabilidad, y por otro dirigir la atención a la apnea respiratoria. En cuanto a esto último, es interesante en el caso de las patologías relacionadas con el suelo pélvico, puesto que, al no contar con la fuerza realizada por la gravedad sobre el periné en estas posiciones, y la concentración sobre la respiración, se puede incidir de manera mucho más directa sobre las sensaciones y acción de los hipopresivos respecto al suelo pélvico.

En las siguientes imágenes, los cuatro apoyos corresponden a las manos y a los pies, por lo que se requiere cierta flexibilidad, así como repartir el peso por todo el cuerpo y no únicamente sobre los miembros superiores para evitar algias en las muñecas.

En caso de no poseer todavía dicha flexibilidad se puede realizar sobre una silla para las personas más rígidas, o sobre un bloque de yoga para las personas un poco más avanzadas.

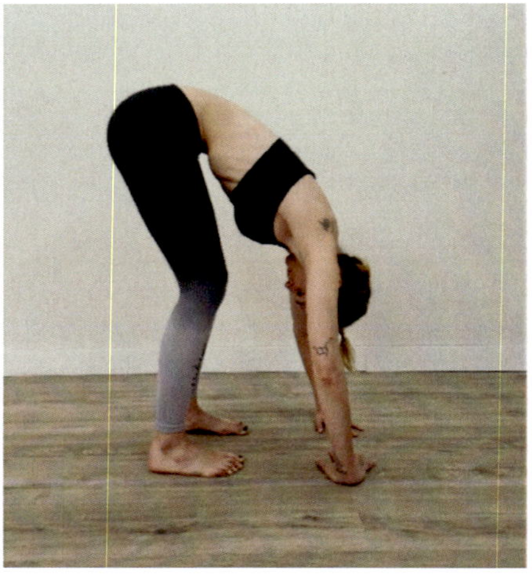

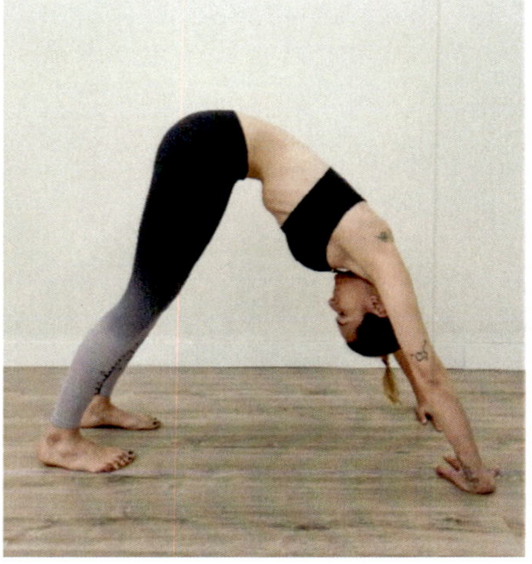

Figuras 6.116 y 6.117.

En las siguientes secuencias los cuatro apoyos corresponden a las manos y a las rodillas, por lo que también se aconseja colocar una colchoneta o toalla debajo de las rodillas para evitar algias durante la práctica, así como ir alternando posturas.

Igual que en el resto de hipopresivos se puede variar con posiciones asimétricas (figura 6.119), desequilibrios al mantener en el aire uno de los cuatro apoyos (figura 6.121), o variar la apertura de los miembros superiores así como el cierre de los inferiores (figura 6.122).

En el caso de que puedan empezar a molestar las muñecas al realizar un inadecuado reparto de la fuerza sobre ellas, se aconseja realizar el hipopresivo con los antebrazos apoyados, ampliando de esta forma el área de apoyo sobre el suelo (figura 6.123).

En el caso de la figura 6.124, el apoyo recae sobre ambos antebrazos colocando las manos juntas formando un rombo sobre el que descansa la frente, mientras que en la 6.125 el apoyo se reparte en ambas muñecas, recayendo la fuerza principalmente sobre las escápulas (postura más avanzada, que requiere mayor práctica para no dejar caer el peso sobre la cervical o cabeza).

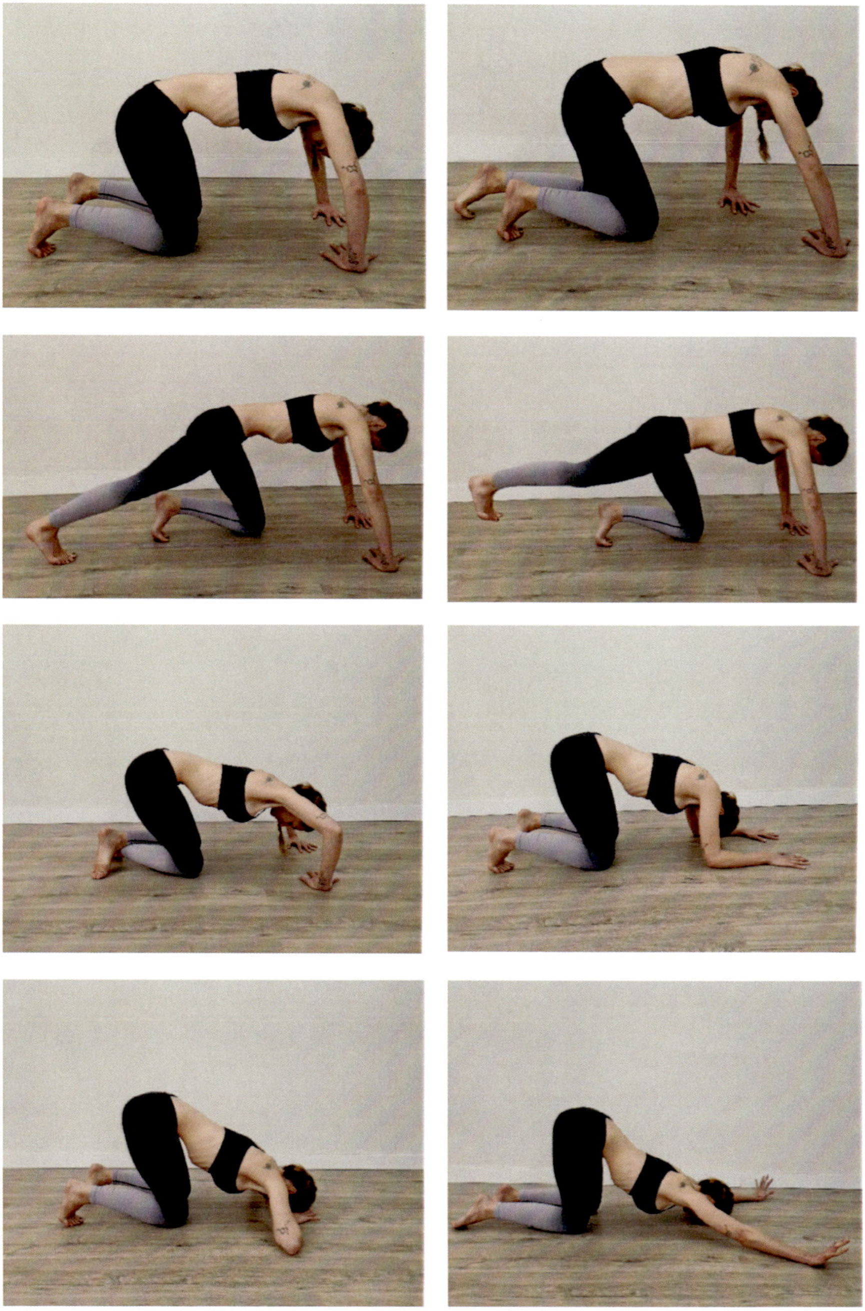

Figuras 6.118-6.125.

6.5. Ejercicios en decúbito supino

Generalmente se suele acabar con estos ejercicios las secuencias que se hayan realizado durante la sesión de técnicas hipopresivas, ya que, al encontrarse la persona en decúbito supino, se puede dar comienzo a una última fase de relajación a través de la respiración guiada.

En la siguiente imagen (figura 6.126), la persona se encuentra completamente en extensión tanto de miembros inferiores como superiores, por lo que hay que tener especial cuidado con la zona lumbar y cervical, siendo aconsejable colocar una toalla o cojín, según la tipología de cada sujeto individual, para evitar un exceso de lordosis en dichas zonas.

Se puede alternar en este caso tanto las manos como los pies, colocando primero uno sobre el otro y en la siguiente apnea invertir las posiciones.

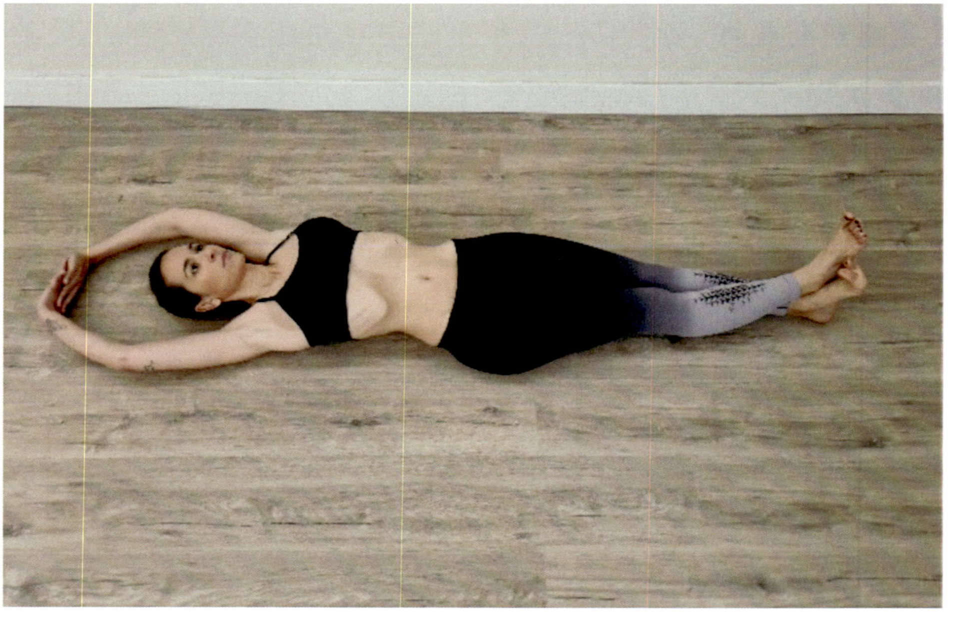

Figura 6.126.

En este caso, se suprime la problemática respecto a las zonas lumbar y cervical, siendo posible como en otros hipopresivos, variar la posición de los miembros superiores.

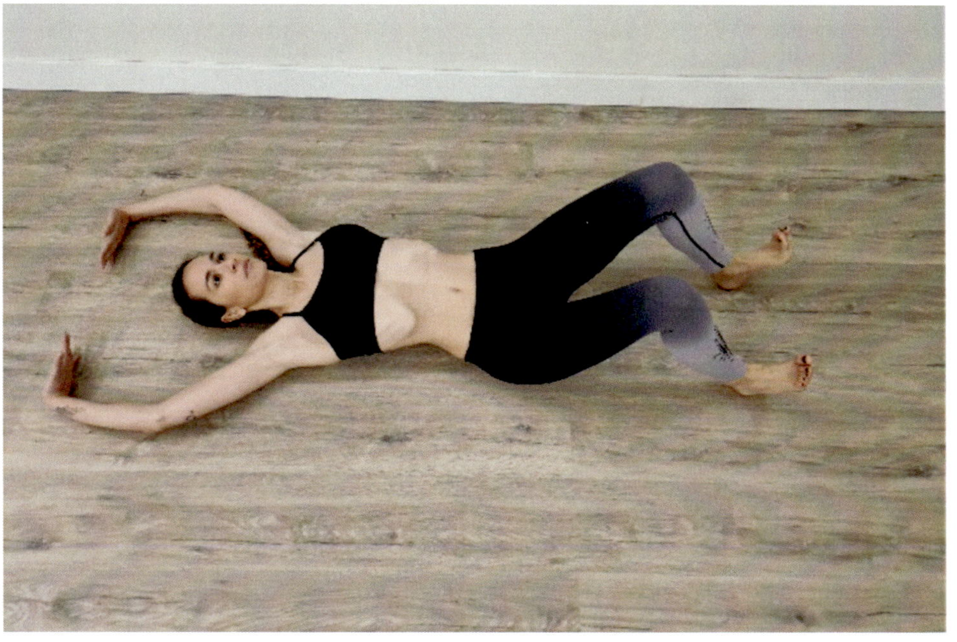

Figura 6.127.

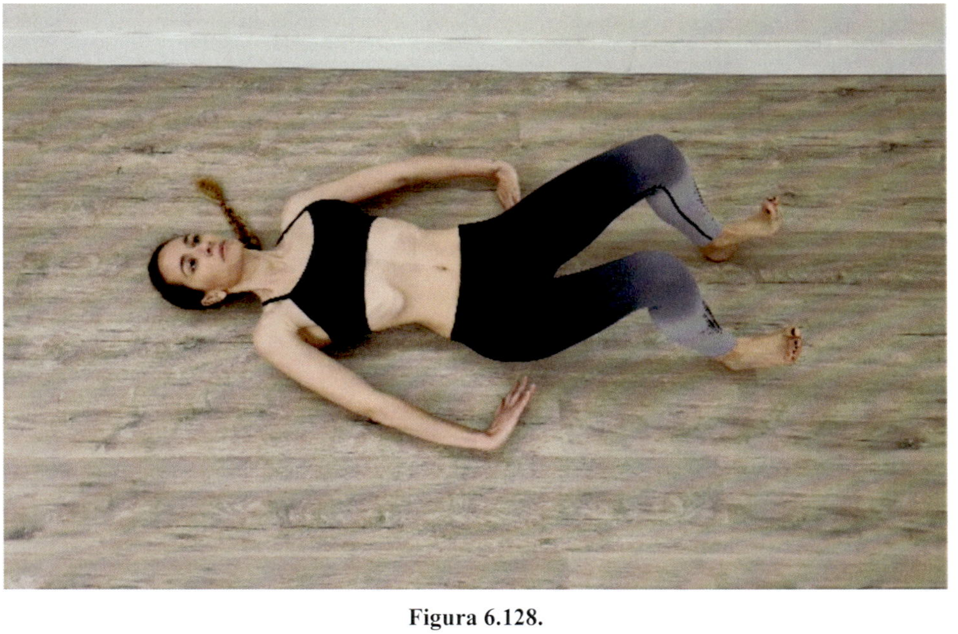

Figura 6.128.

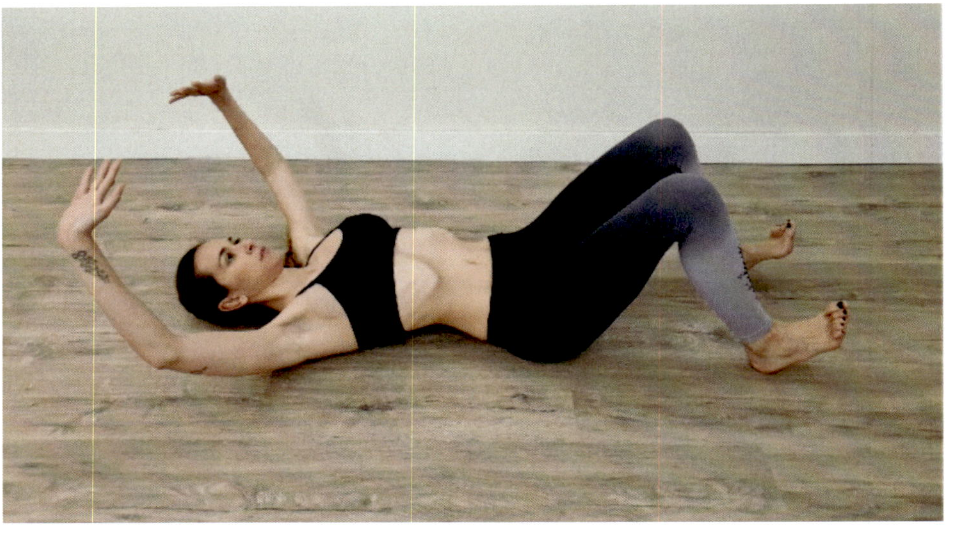

Figura 6.129.

Para dificultar la práctica, se pueden realizar los ejercicios anteriores con la pelvis en alto durante la apnea, o bien a lo largo de todo el ejercicio, incluyendo la fase inspiratoria y espiratoria.

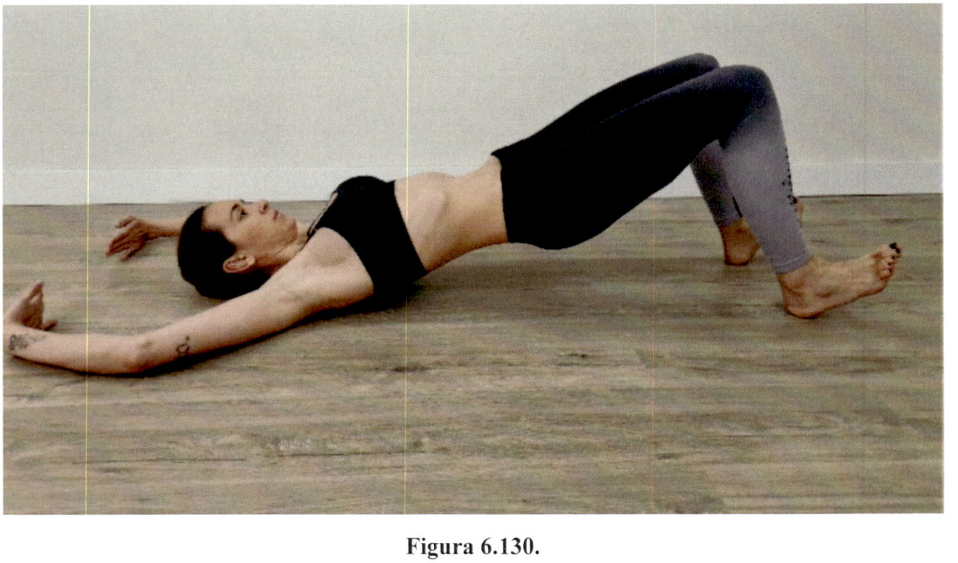

Figura 6.130.

Se pueden realizar también en asimetría alternando brazo y pierna contralateral en cuanto al apoyo, como se visualiza en la imagen 6.131.

Además, se puede realizar también movilización neural del nervio ciático si esta imagen se combina con la siguiente (6.132), alternando varios ciclos respiratorios.

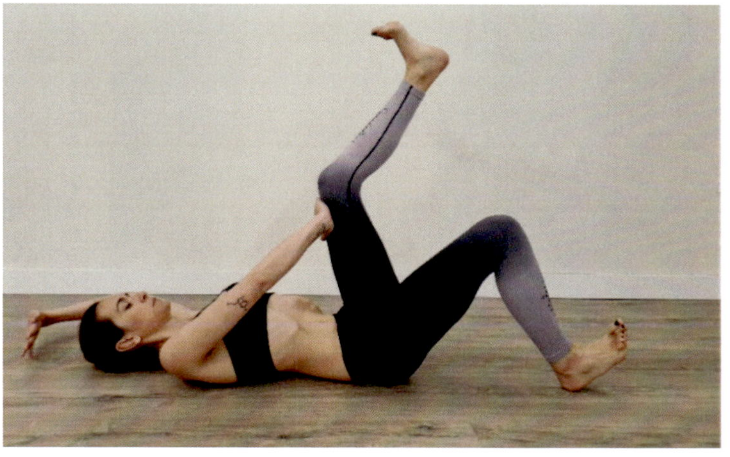

Figura 6.131.

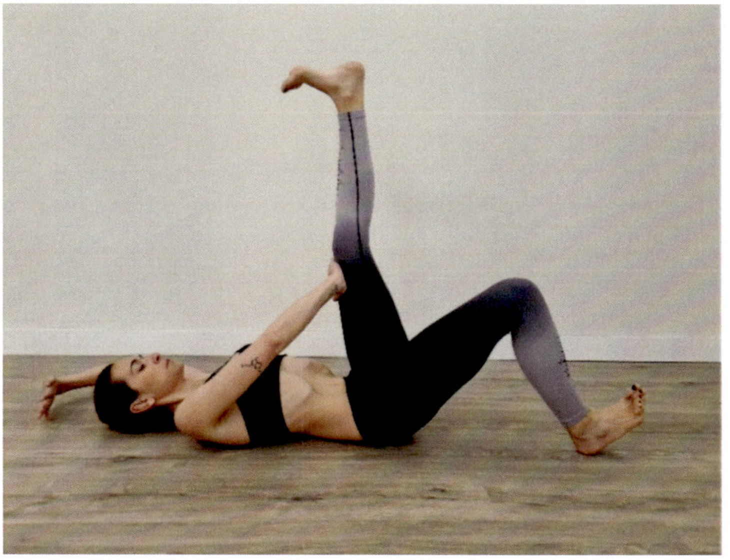

Figura 6.132.

Para avanzar en mayor medida la dificultad de los hipopresivos en esta posición, se pueden extender ambas piernas, lo cual compromete al abdomen y requiere un mayor esfuerzo para poder realizar la apnea.

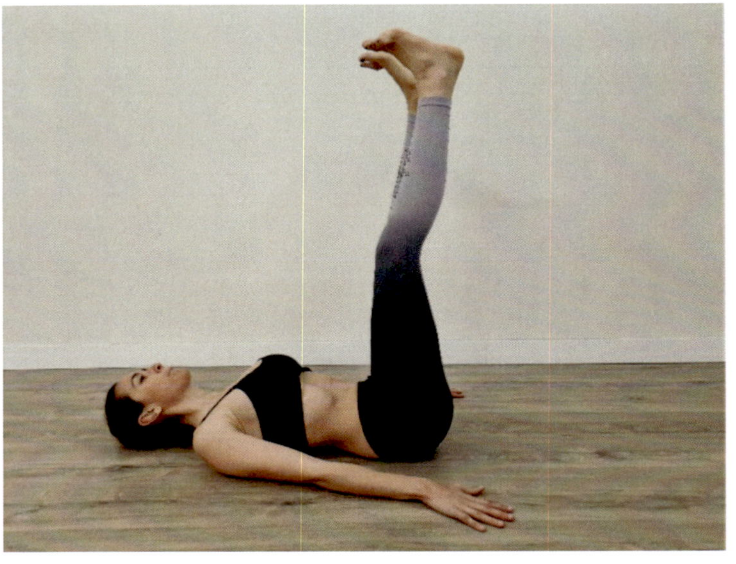

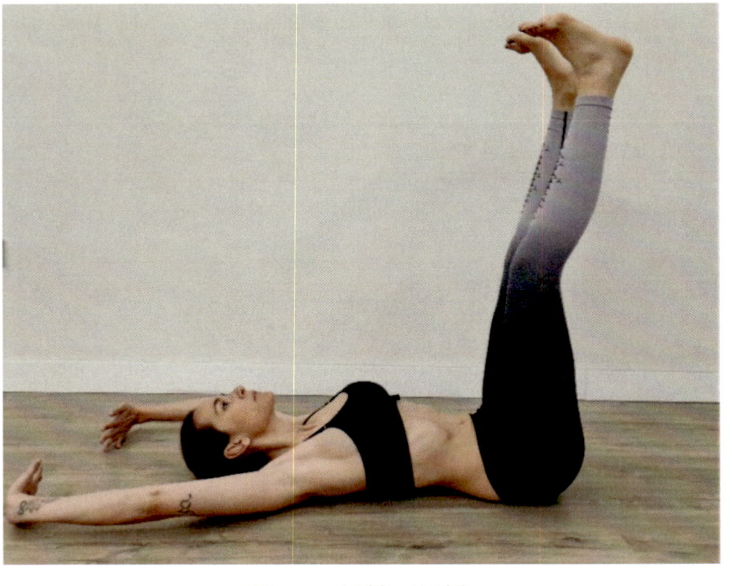

Figuras 6.133 y 6.134.

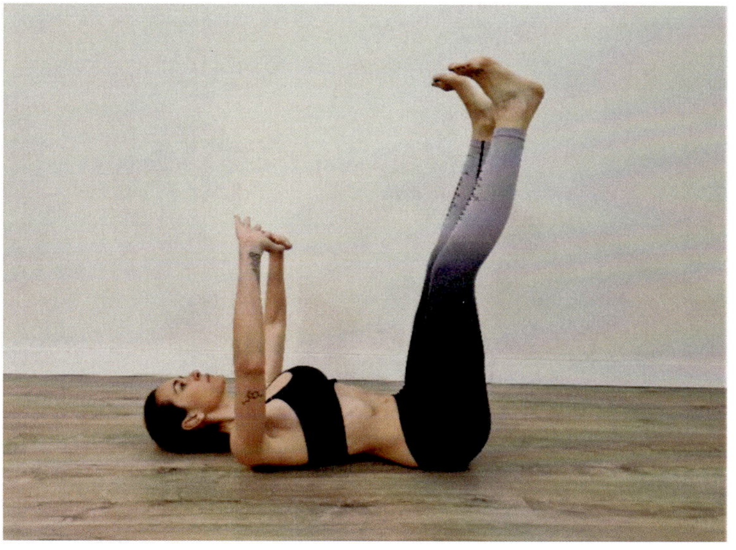

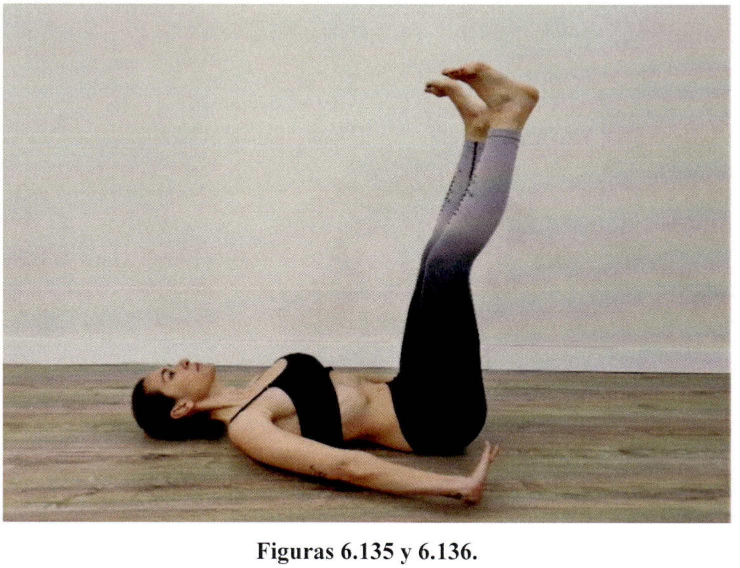

Figuras 6.135 y 6.136.

6.6. Ejercicios en decúbito lateral

Los ejercicios en posición lateral se caracterizan porque el lado que no está en contacto con el suelo es el que puede realizar mayor apertura costal durante la apnea abdominal. Esto resulta interesante en personas que presenten escoliosis, así como algias que irradien hacia un lado u otro del cuerpo.

Del mismo modo que en los casos anteriores, se puede dificultar elevando del suelo el lado que queda más alejado del suelo como se aprecia en la figura 6.138.

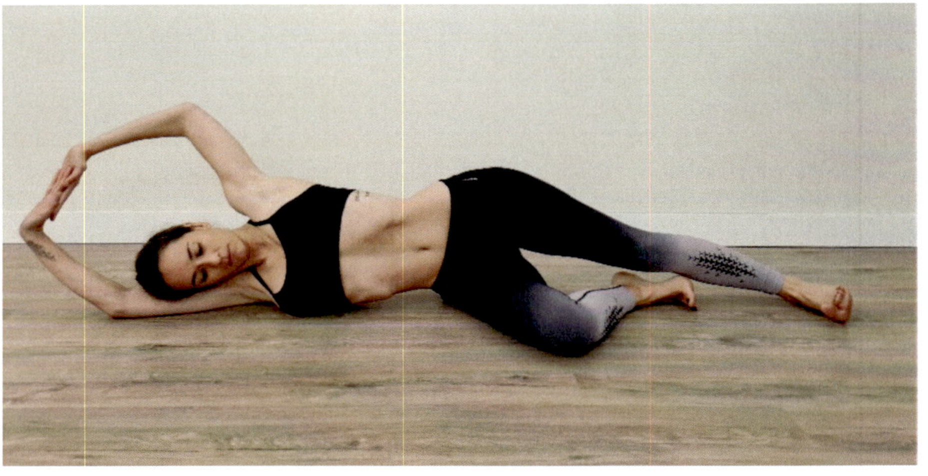

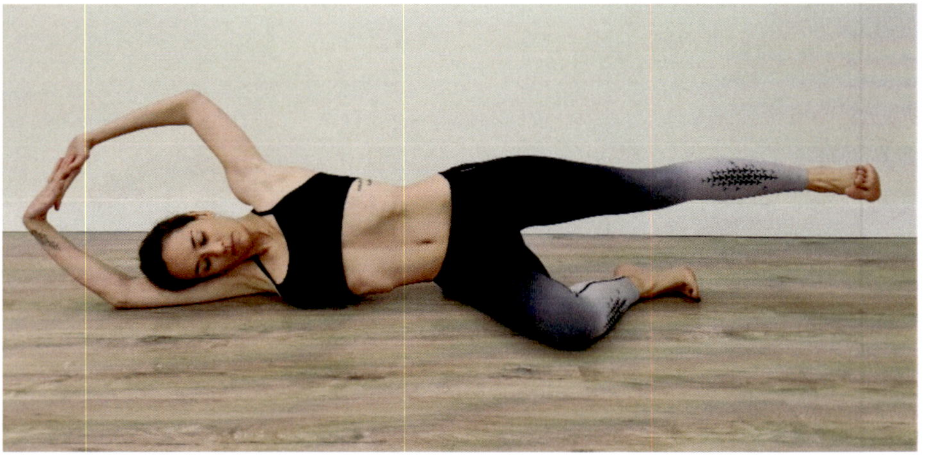

Figuras 6.137 y 6.138.

Puede realizarse también con ambas piernas extendidas por completo como se muestra a continuación.

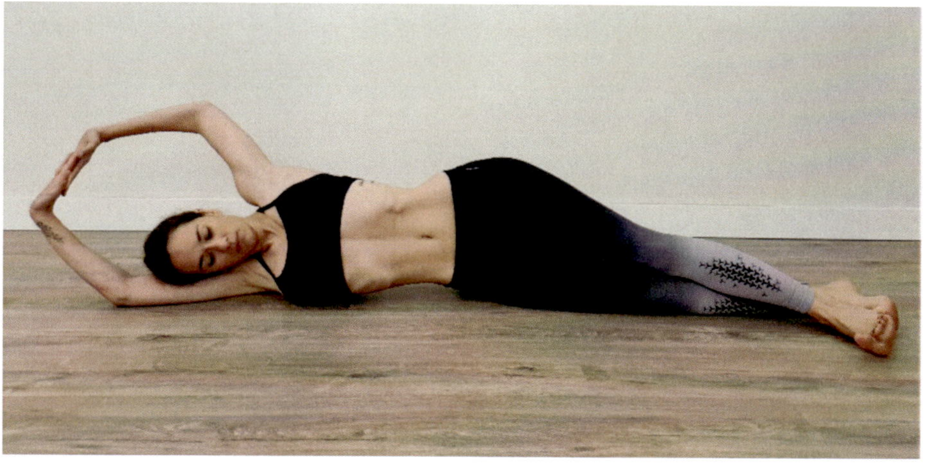

Figura 6.139.

6.7. Ejercicios con la pared

Todos los ejercicios hipopresivos mostrados hasta ahora son susceptibles de realizarse con el apoyo de la pared. Resulta interesante quizás al principio de la práctica de hipopresivos, integrar la pared como elemento durante las clases para tener un apoyo sobre el que sentir inicialmente los empujes con las manos, la sensación de encaje de las escápulas o comprobar si hay asimetrías corporales.

Pero no solo se debe contemplar como elemento facilitador de la práctica, ya que también puede dificultarla al requerir mayor elasticidad por parte de la persona o posturas concretas que solo puedan realizarse tras mucha práctica para integrar bien todos los componentes de las técnicas hipopresivas.

Las siguientes imágenes muestran las posturas básicas en bipedestación con los brazos en diferentes alturas. En este caso se puede enseñar al alumno a diferenciar bien la báscula pélvica en anteversión o retroversión, para que aprenda a colocarla neutra. También por otro lado, se puede instruir la adecuada colocación de las escápulas y la región craneocervical al tener el *feedback* sensorial de la pared.

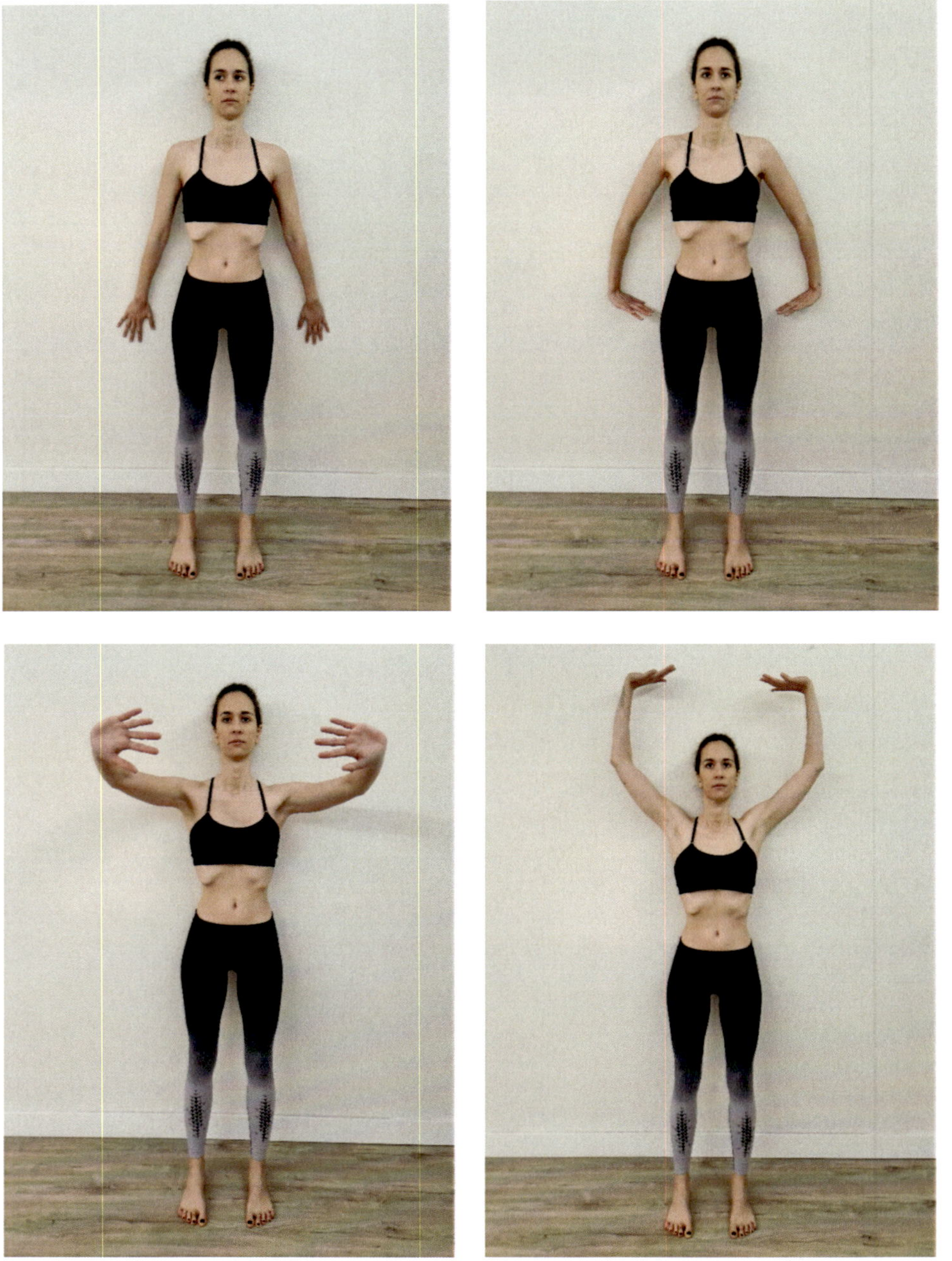

Figuras 6.140-6.143.

Las imágenes 6.144 y 6.145 muestran, a diferencia de las anteriores, el empuje con ambas manos sobre la pared, bien sea en simetría o asimetría de los miembros inferiores.

En este caso, la pared puede ser muy útil en personas con hipercifosis dorsal, a las cuales les cuesta encajar las escápulas y activar bien los miembros superiores.

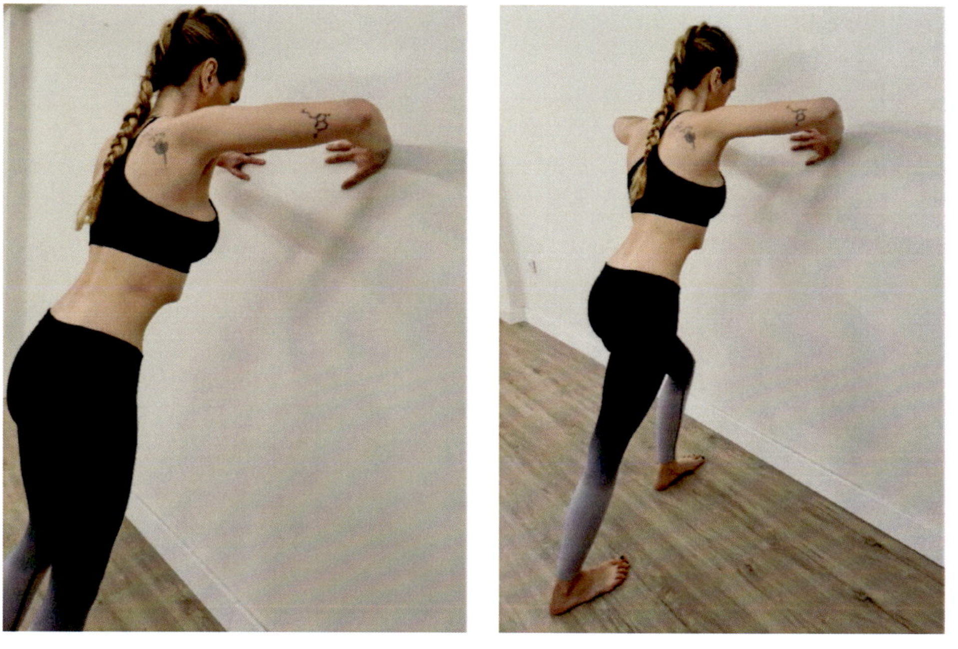

Figuras 6.144 y 6.145.

Las imágenes que se muestran a continuación permiten integrar todo lo anterior, movilizar miembros superiores sin perder la coaptación escapular, y a su vez, debido a la posición de los miembros inferiores en *sentadilla*, dificultar la práctica del ejercicio hipopresivo.

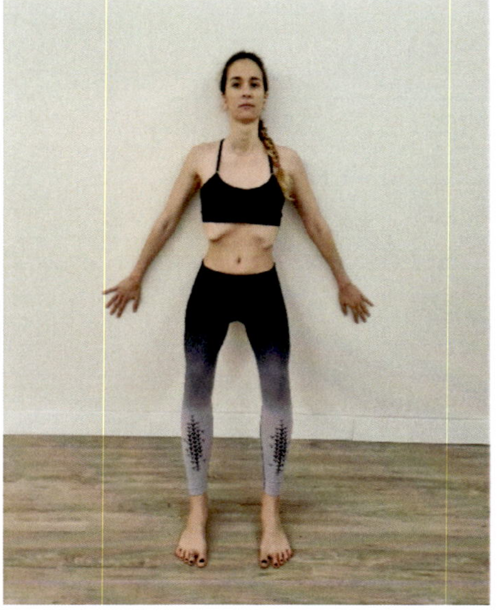
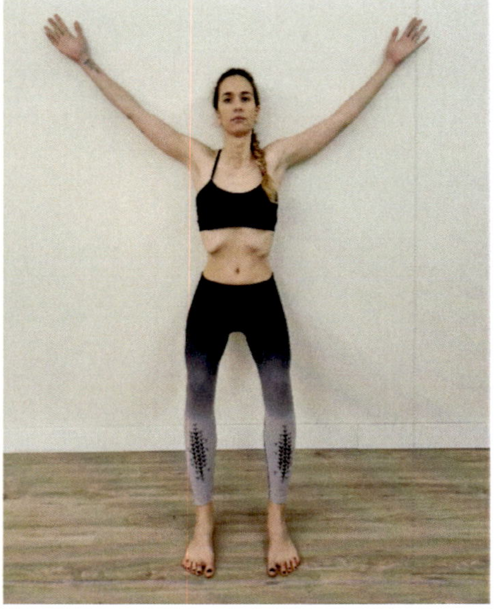

Figuras 6.146 y 6.147.

En sedestación, se puede realizar tanto como empuje de los miembros inferiores sobre la pared, como de espaldas a esta para reforzar la postura en la región posterior.

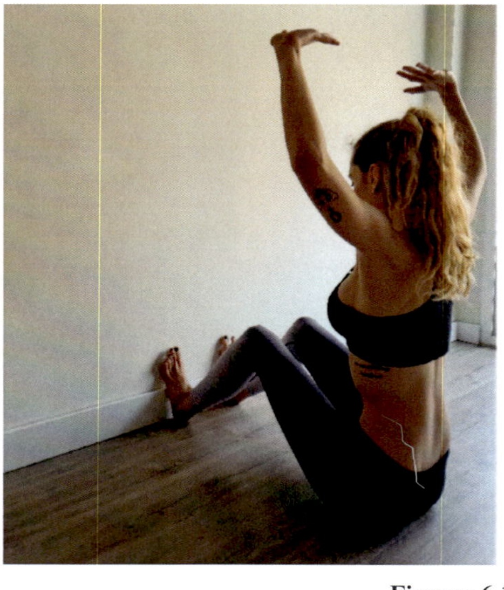
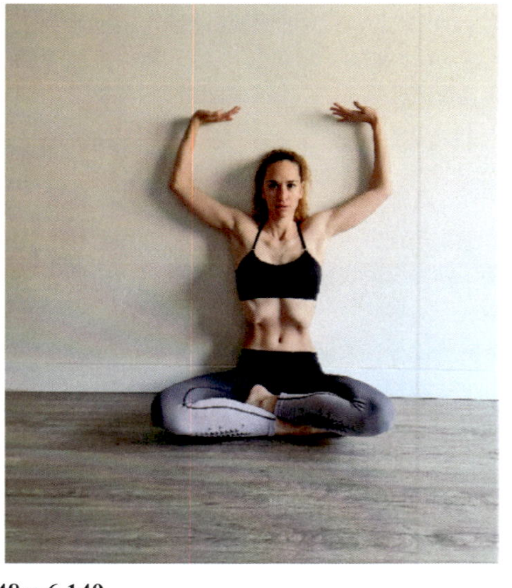

Figuras 6.148 y 6.149.

En las siguientes imágenes, al estar la persona en posición de rodillas, se puede dirigir la atención de manera más focalizada a los miembros superiores (figura 6.150), así como a la respiración, al suprimir ciertas pautas posturales que pueden existir en la bipedestación.

Suele ser bastante integrador en patologías relacionadas con el suelo pélvico, por una parte, por dirigir la atención a esa zona, por otra, al no estar en contacto la pelvis sobre el suelo se puede apreciar qué sucede durante la fase de apnea en aquellos casos cuya práctica es más avanzada.

En la imagen 6.152, pese a parecer que puede resultar incómoda o difícil, es muy útil para la apertura anterior del tronco, estirar pectorales e incidir en flexibilizar la zona dorsal alta. Se debe repartir el peso sobre esta última zona, y no sobre las manos o la frente.

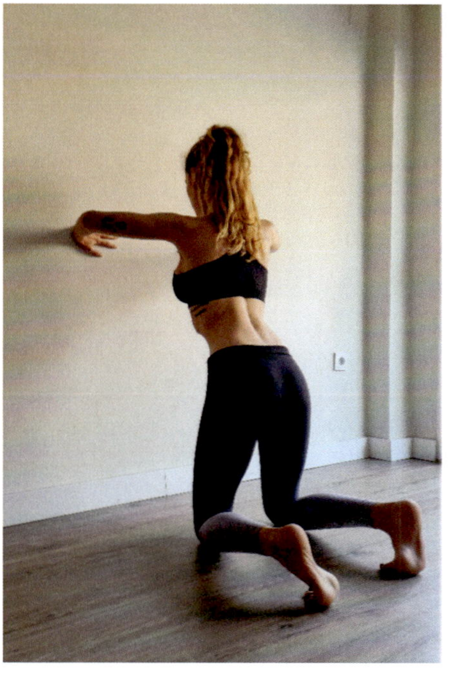
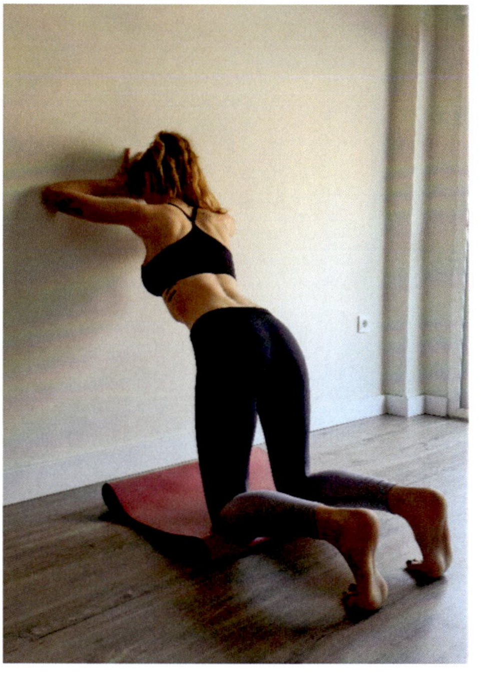

Figuras 6.150 y 6.151.

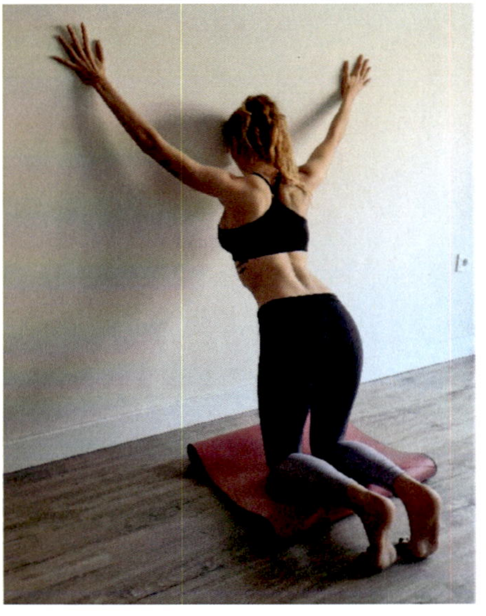

Figura 6.152.

La siguiente postura está especialmente indicada en personas con una práctica avanzada de hipopresivos que tengan hipercifosis dorsal. Si se realiza correctamente, el *vacum* abdominal que se produce, es sustancialmente más notorio que en cualquiera de los otros ejercicios hipopresivos que se realizan en cuadrupedia.

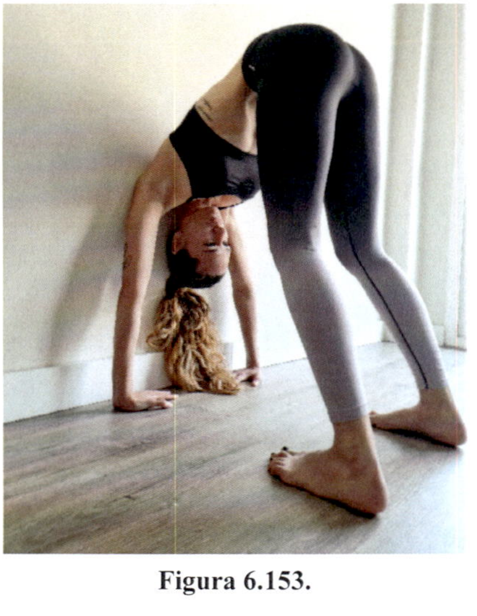

Figura 6.153.

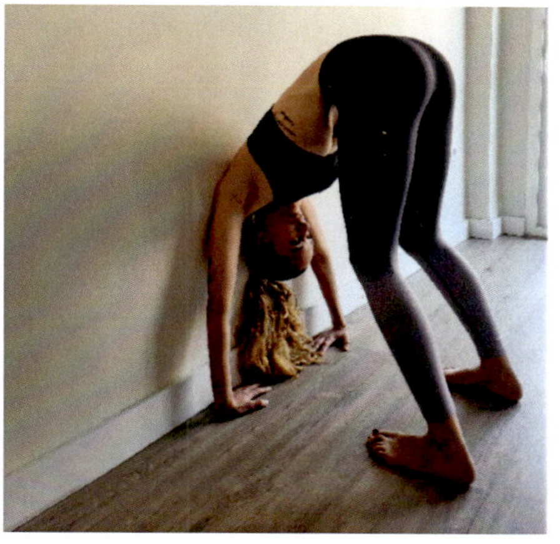

Figura 6.154.

Por último, respecto a los ejercicios que se pueden realizar con la pared, se encuentran los de decúbito supino. En el primero de ellos (figura 6.155), el empuje se realiza con los pies hacia la pared. Esta postura puede facilitar la apertura costal durante la apnea en gente principiante, sin que tengan que prescindir de la sensación del empuje de los pies sobre una superficie, para dar más énfasis al hipopresivo.

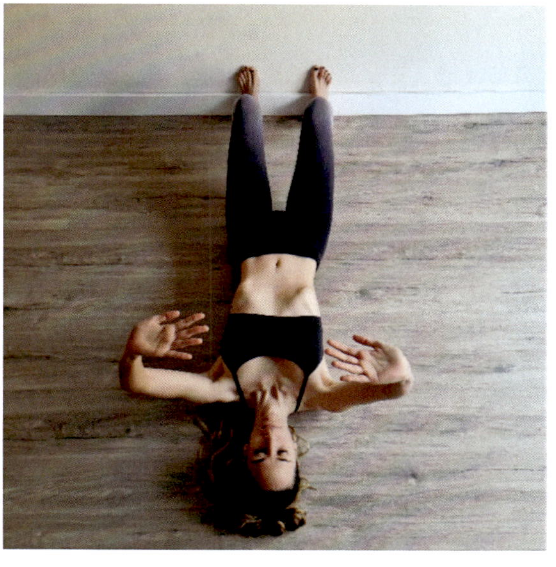

Figura 6.155.

La siguiente imagen muestra una de las *posiciones estrellas en mujeres posparto* por varios aspectos:

- La elevación de los miembros inferiores favorece la circulación de retorno, y durante las apneas se incrementa dicho flujo en dirección hacia el corazón.
- En los ejercicios en decúbito supino generalmente no aparecen algias en la zona lumbar, siendo los de sedestación los que más incomodidad presentan en mujeres después del parto. Aún así, hay mujeres que sí pueden tener dolor al estar en esta posición durante unos minutos, por lo que se puede recomendar colocar una toalla debajo de la pelvis.
- El empuje de las manos sobre los muslos permite conectar la cintura escapular mejor, y por ello, realizar una apertura costal durante la apnea bastante más eficiente.

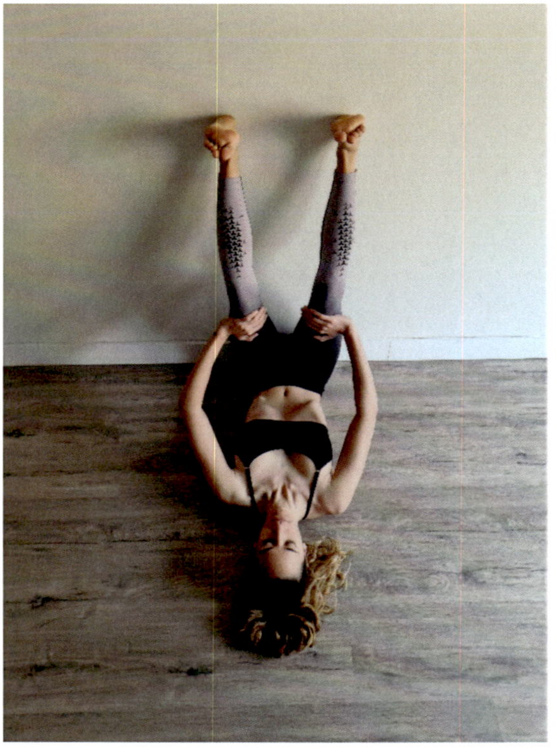

Figura 6.156.

Para avanzar más la práctica en decúbito supino contra la pared, se mantiene la posición anterior pero ahora, durante la apnea, se levanta la cabeza impidiendo que los rectos abdominales apenas se activen. En este caso es recomendable colocar ambas manos detrás de la cervical, con los codos abiertos para seguir conectando las escápulas, y sobre todo, no haciendo fuerza con las manos sobre el cuello para evitar la aparición de dolor en dicha zona, dejando únicamente que repose la cabeza sobre ambas manos.

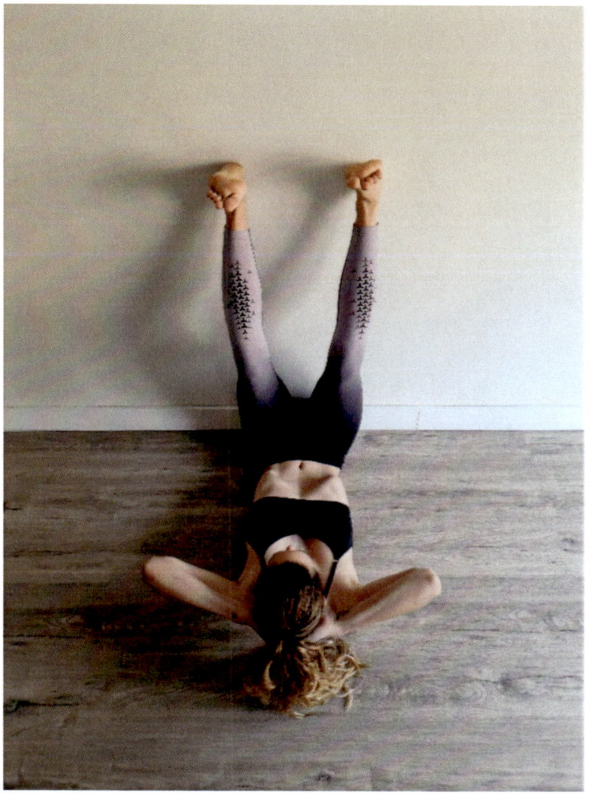

Figura 6.157.

En la siguiente variación, se propone levantar la pelvis cuando se da comienzo a la fase de apnea respiratoria, para dificultar su práctica y activar la zona posterior de la espalda y la región glútea.

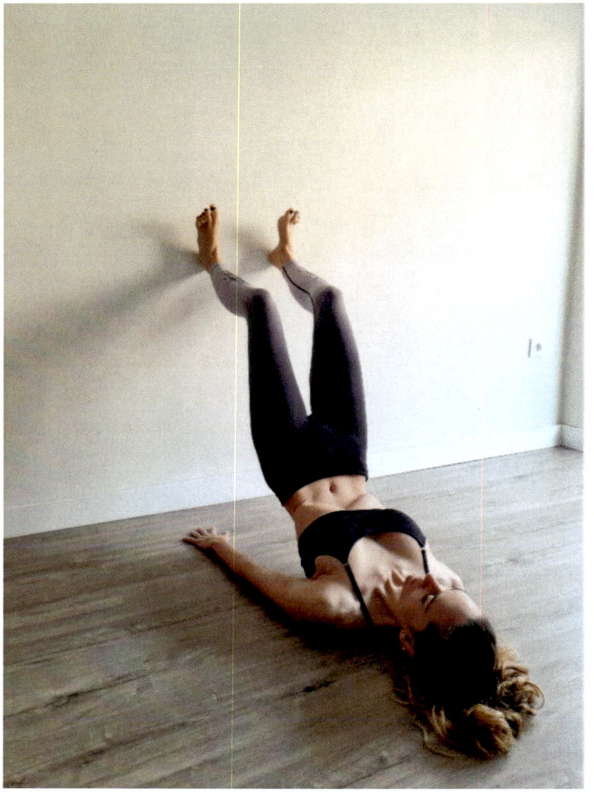

Figura 6.158.

6.8. Ejercicios en pareja

Quizás se trate de la práctica más dinámica, ya que al interactuar con otra persona se incide más sobre los empujes recíprocos, la postura del otro o intentar sincronizar las apneas siendo un reto o competición entre ambos.

Se aconseja siempre que dicha práctica se realice con grupos o parejas homogéneas tanto en experiencia sobre la práctica de hipopresivos, como a las características morfológicas y físicas que presenten, para optimizar la sesión y garantizar una progresión adecuada al grupo o pareja que lo realicen.

A continuación, se exponen diferentes secuencias de ejercicios hipopresivos, pudiendo adaptarse a cada nivel e incluso combinarse de otra manera en función de las necesidades de cada uno o del ingenio del fisioterapeuta.

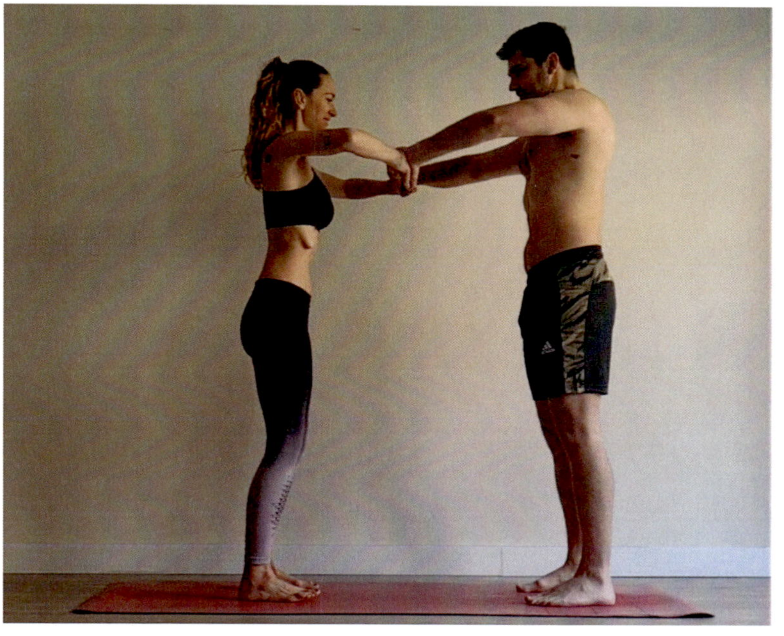

Figura 6.159.

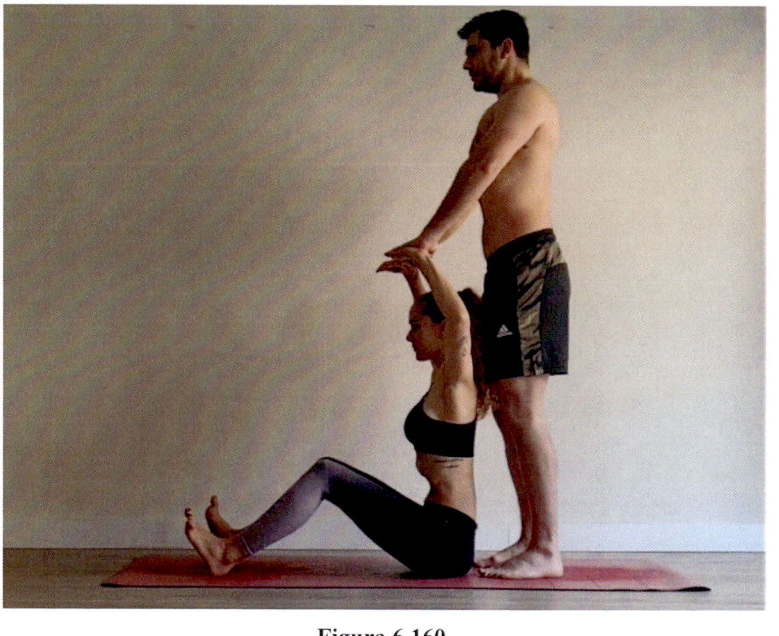

Figura 6.160.

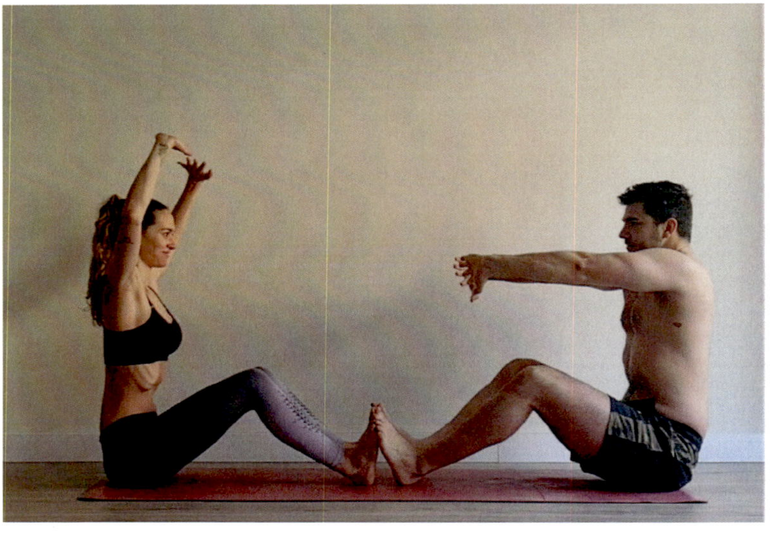

Figura 6.161.

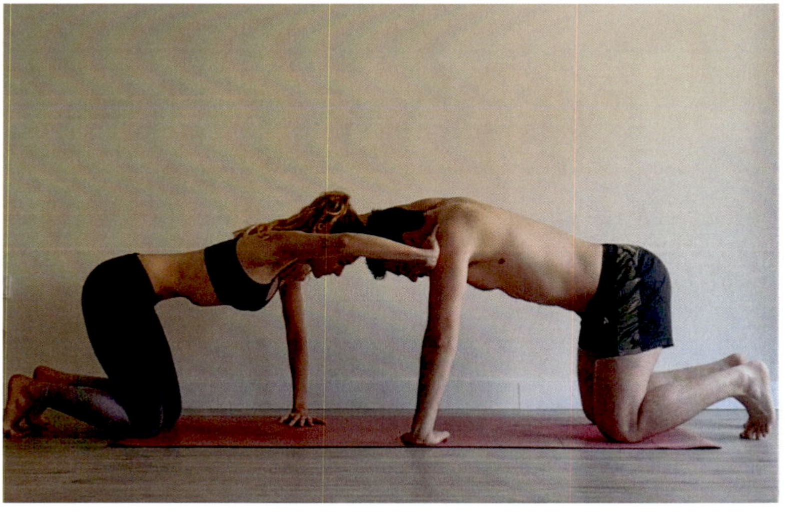

Figura 6.162.

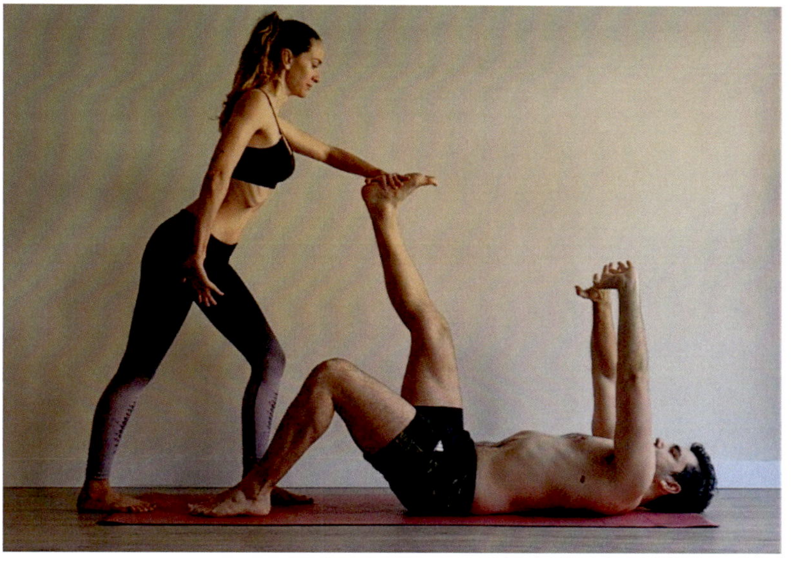

Figura 6.163.

6.9. Ejercicios con elementos

Como cualquier otra práctica deportiva, se puede dinamizar introduciendo diferentes *elementos* que puedan presentar novedad para el alumno, así como reto para el grupo. Entre ellos destacan:

- *Winner Flow:* Se trata de un insuflador que brinda la regulación del caudal espiratorio, en función de diferentes calibres de presión. Este implemento se puede usar en todos los ejercicios vistos hasta ahora, aportando una dificultad extra de concentración y realización de cada una de la secuencia de hipopresivos.

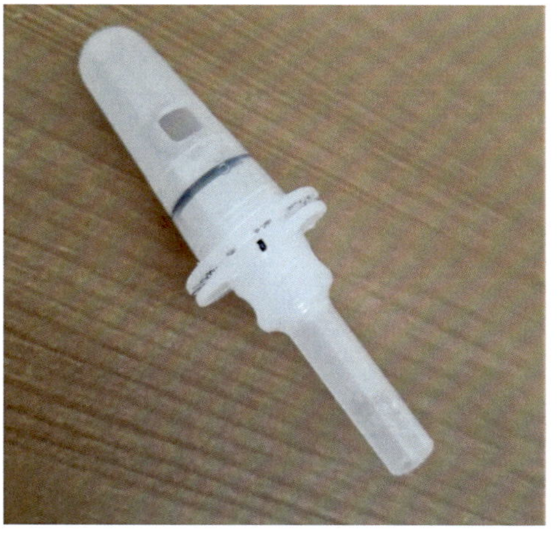

Figura 6.164. *Winner Flow.*

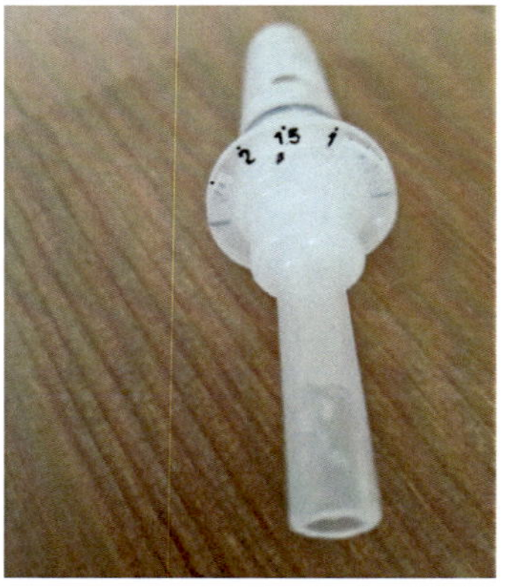

Figura 6.165. *Regulador de flujo.*

Dicho insuflador es muy utilizado en la reeducación abdominopélvica en casos de incontinencia urinaria, estreñimiento y prolapsos, ya que está basado en regular la respiración reclutando de manera más activa al músculo transverso del abdomen y la musculatura profunda del periné.

Nace del *método francés Guillarme*, el cual busca reeducar la musculatura de la esfera abdominopélvica mediante la introducción del *Winner Flow.*

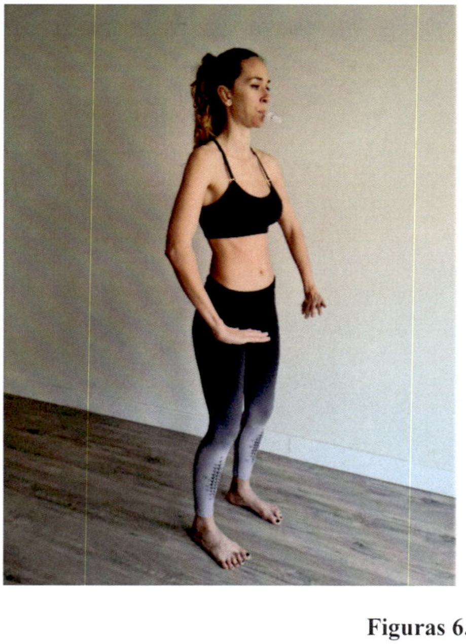

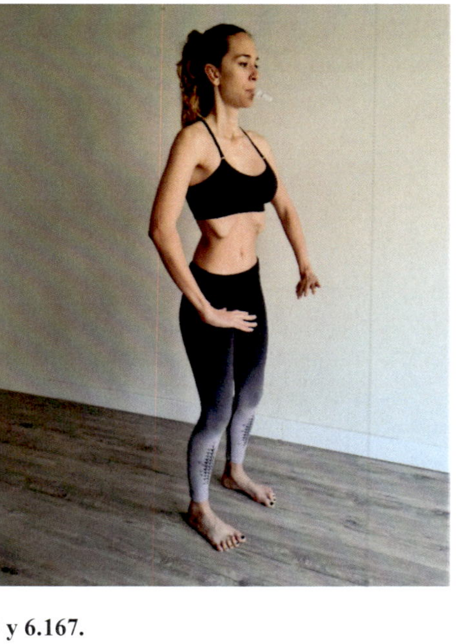

Figuras 6.166 y 6.167.

- *Tronco 5P:* Este elemento surge del *método francés 5P* también conocido como *reeducación postural propioceptiva perineal*, creado por la matrona y sexóloga francesa Chantal Fabre-Clergue, con el fin de aumentar la propiocepción corporal, mejorar el equilibrio muscular para reprogramar la postura y alteraciones del suelo pélvico.
  Dicho tronco de madera cóncavo permite que la persona pueda posicionar los pies sobre él, con el fin de estimular los mecanoreceptores localizados en la bóveda plantar, y activar el sistema tónico postural a través de ajustes corporales sobre una superficie inestable, mientras se respira y se realizan ciertos movimientos pautados. Se puede combinar también con el *Winner Flow.*
  Todos los ejercicios anteriores mostrados que se realizan en bipedestación son susceptibles de poder ser realizados con el tronco.

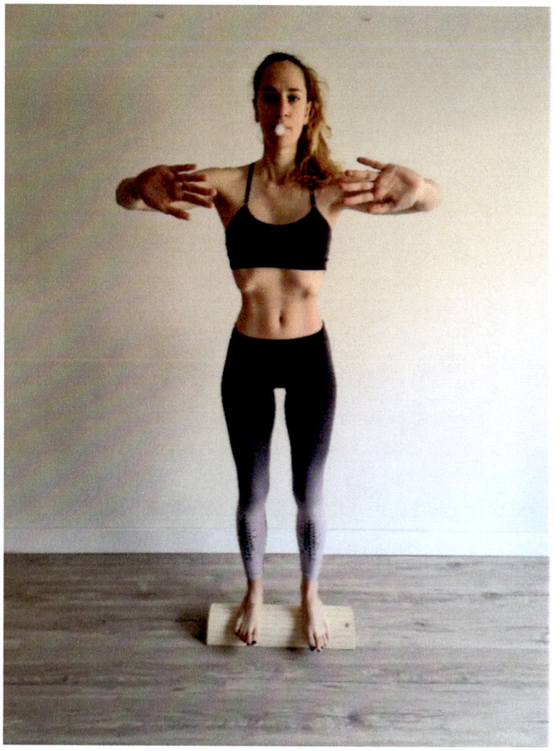

Figura 6.168.

Para dificultar su práctica y fomentar mayor estímulo en la postura y enderezamiento corporal, se puede colocar el tronco al revés.
Desde esta posición se puede proponer tanto apneas más prolongadas, como variar con ejercicios de miembros superiores (introduciendo bandas elásticas) e inferiores (sentadillas, por ejemplo), aunque el simple mantenimiento de la postura en desequilibrio suele ser bastante desafiante para los practicantes de este método.

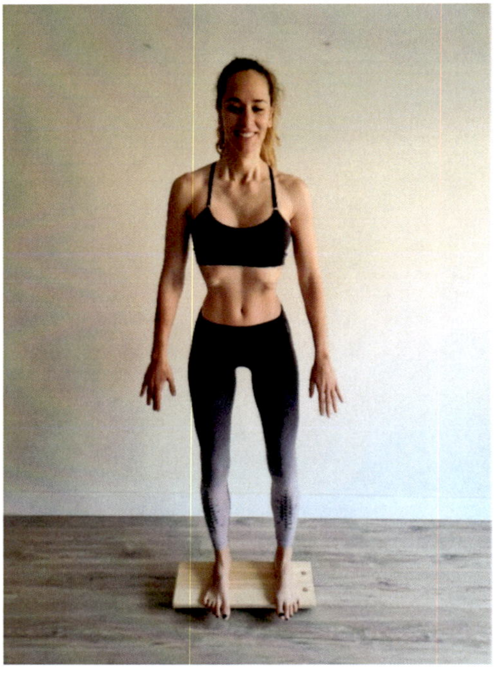

Figura 6.169.

- *Banda elástica:* Estas cintas elásticas permiten activar principalmente los miembros superiores dificultando el movimiento. Se pueden mantener estáticas, o pedir repeticiones rítmicas de un ejercicio durante la apnea.

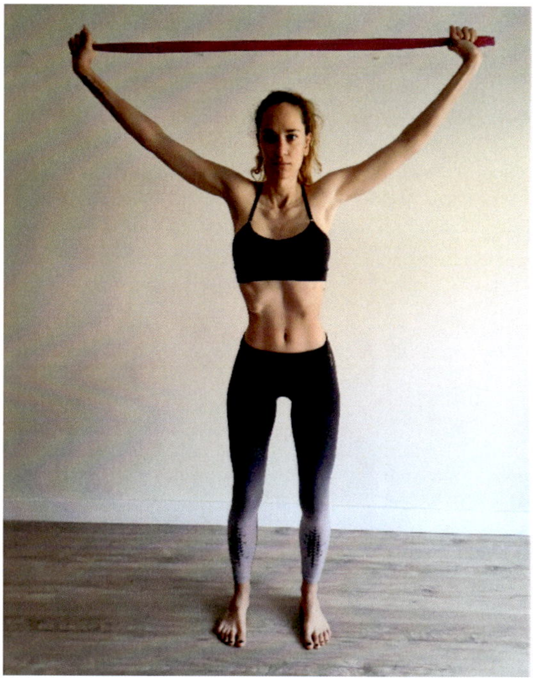

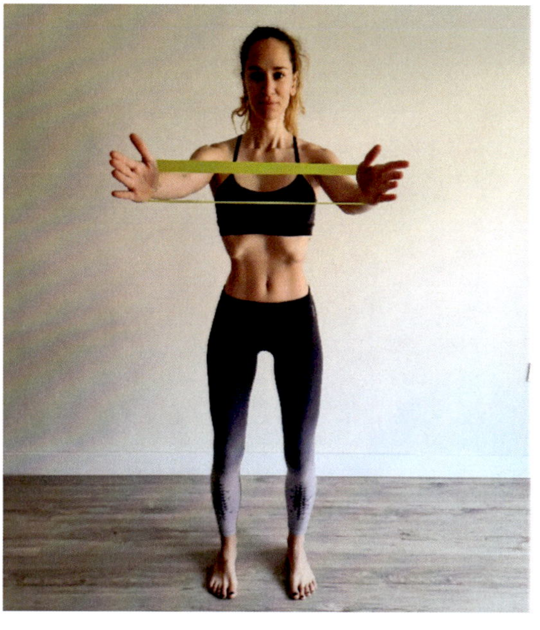

Figuras 6.170 y 6.171.

A su vez, también puede utilizarse para dificultar las apneas respiratorias al colocarlo alrededor del tórax. Por un lado, se puede facilitar el propio movimiento natural del tórax durante la inhalación (figura 6.172), la exhalación (6.173), y por otro, se puede resistir la inhalación y aflojar en la exhalación.

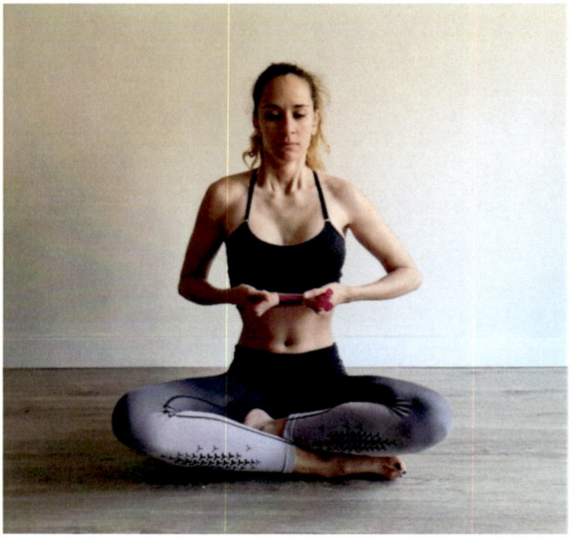

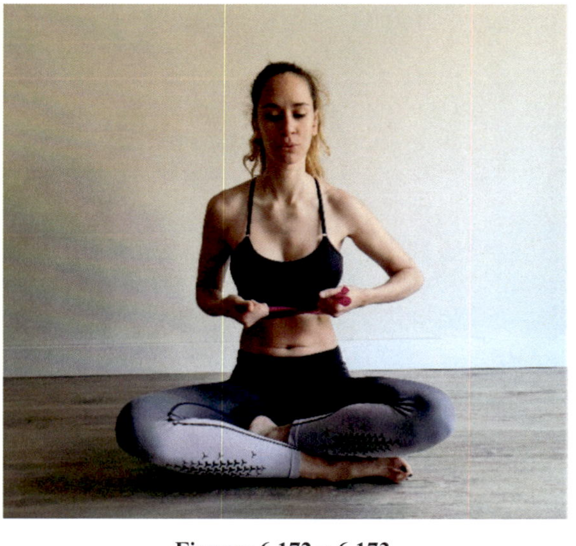

Figuras 6.172 y 6.173.

Durante la apnea, como se muestra en la siguiente figura, se puede o bien resistir con la cinta elástica para proporcionar mayor dificultad, o bien, asistir con el fin de aportar propiocepción a la persona en caso de que no entienda muy bien qué sucede en su tórax cuando se le solicita este esfuerzo mecánico (figura 6.174).

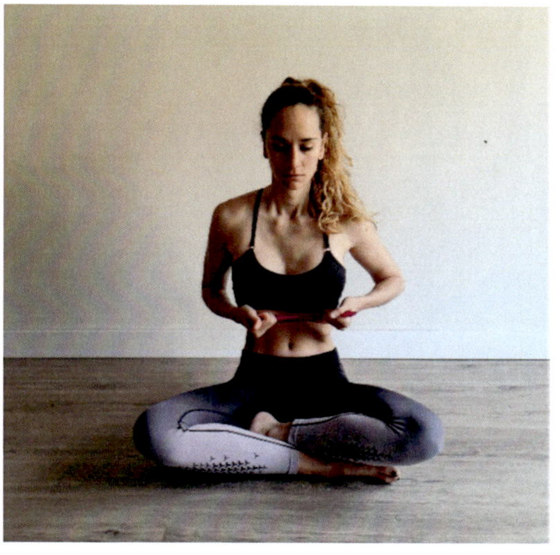

Figura 6.174.

- *Bloques:* Son elementos muy empleados en la disciplina de yoga que sirven en casos en los que existan restricciones de movimiento o de estiramiento muscular.
  Como se muestra en la siguiente imagen, puede emplearse para colocar los isquiones mucho más perpendiculares al bloque y, por ende, la zona lumbar mucho más erguida.
  Se puede colocar para elevar las manos también en posturas de cuadrupedia (con dos bloques en ese caso). También en la región dorsal alta en posición de decúbito supino para incrementar la apertura dorsal y flexibilizar esa zona durante los hipopresivos.

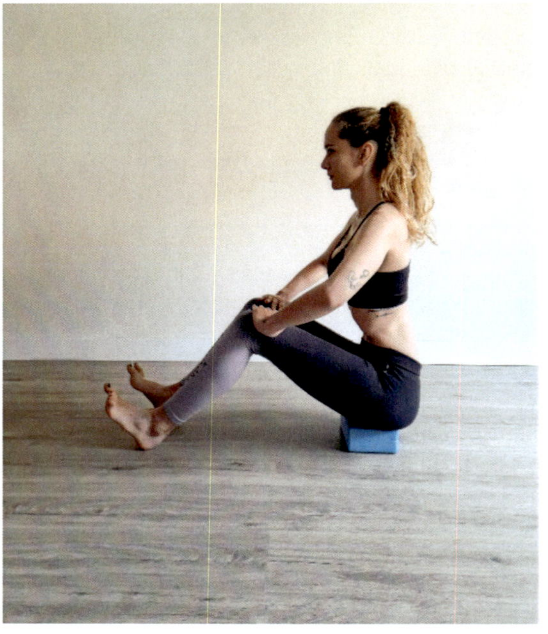

Figura 6.175.

Cualquiera de los ejercicios o secuencias anteriormente mostradas, son susceptibles de ser modificadas en función de las necesidades de la persona o la experiencia y formación del profesional que las imparte.

Así mismo, todo ejercicio que cumpla con las pautas posturales de la gimnasia abdominal hipopresiva, o al cual se le pueda adaptar cada una de ellas, se puede implementar dentro de una secuencia de hipopresivos, junto con su pauta respiratoria correspondiente. El ingenio y destreza de la persona que imparte los hipopresivos es clave también para dinamizar las clases, así como ir innovando el método.

Como cualquier práctica relativamente reciente, el método hipopresivo está en continua evolución e irán surgiendo con el paso del tiempo mejoras técnicas y avances por el aporte de nuevos datos arrojados por parte de estudios que se realicen al respecto.

Por ello, los profesionales de la salud y del deporte que los incluyan en su práctica clínica diaria deben revisar continuamente sus conocimientos, evitando quedar obsoletos en sus enseñanzas y aplicaciones, con el fin de garantizar la mejor calidad asistencial posible a las personas que recurren a ellos y ellas.

7. BIBLIOGRAFÍA

- Abad de la Rosa, R. M. (2020). Relación anatómica y funcional del sistema respiratorio y el suelo pélvico. *Revista Universitas Miguel Hernández*, 1-27.
- Acharry N, Kutty RK. (2015). Abdominal exercise with bracing, a therapeutic efficacy in reducing diastasis-recti among postpartal females. 3(2): 999-05.
- Aranya, F. *et al.* (2018). Efectividad de la movilización neurodinámica en el dolor y funcionalidad en sujetos con síndrome del túnel carpiano: revisión sistemática. *Rev Soc Esp Dolor*, *25*(1): 26-36.
- Baruc, T. *et al.* (2017). Ejercicios hipopresivos en el tratamiento de la incontinencia urinaria en mujeres multíparas: serie de casos. *Revista Científica de Enfermería*, (13): 36-53.
- Calais-Germain, B. (2015). La musculatura del periné. En B. Calais-Germain, *El periné femenino y el parto* (pp. 35-42). La Liebre de Marzo.
- Campignion, P. (2008). ¿Cómo respiramos? En *Respir-acciones*. Les châines musculaires et articulaires GDS.
- Campignion, P. (2008). De los efectos de la respiración sobre las otras partes del cuerpo. En *Respir-acciones*. Les châines musculaires et articulaires GDS.
- Campignion, P. (2008). ¿Respiramos todos de la misma forma? En *Respir-acciones*. Les châines musculaires et articulaires GDS.
- Castillo, J. (2019). Suelo pélvico. En *Fisioterapia obstétrica y uroginecológica* (pp. 9-18). Formación Alcalá.

- Castillo, J. (2019). Fisioterapia obstétrica. En *Fisioterapia obstétrica y uroginecológica* (pp. 53-73). Formación Alcalá.
- Clark, B. (2019). La definición de Yin Yoga. En *Guía completa de Yin Yoga, filosofía y práctica.* Sirio.
- Da Cuña, I. *et al.* (2018). Activación de la musculatura abdominal a través de los ejercicios abdominales hipopresivos. *Revista Internacional de Deportes Colectivos*, (34): 42-55.
- Ferrer, J. R. (2018). *Cómo impartir técnicas hipopresivas*. Independently Published.
- Freyre, S. (2018). *Guía práctica de gimnasia hipopresiva: fitness*. Independently Published.
- Flores, M. G. (2018). Ejercicios hipopresivos: prescripción, técnicas y efectividad. *Revista Clínica de la Escuela de Medicina UCR-HSJD, 8*(4): 1-13.
- García, A. (2021). Fisioterapia en el parto. Ejercicios y práctica. RCA Grupo Editor.
- Guyton y Hall. (2021). Excitación del músculo esquelético. En Guyton y Hall, *Tratado de fisiología médica* (14º ed.), (pp. 525-597). Elsevier.
- López, M. *et al.* (2016). Readaptación del dolor inguinal en futbolistas con ejercicio hipopresivo: serie de casos. *Revista Preparación Física en el Fútbol*, (19): 49-58.
- López M.G.F, Villalobos V.U. (2018). Ejercicios hipopresivos: prescripción, técnicas y efectividad. *Rev Clin Esc Med.* 8(4):1-13.
- Mahalakshmi V, Sumathi G, Chitra TV, Ramamoorthy V. (2020) Effect of exercise on diastasis recti abdominis among the primiparous women: a quasi-experimental study. IJRCOG. 5(12): 4441-4446.
- Medina, A. *et al.* (2020). Técnicas de CORE e hipopresivos para la disminución de la sintomatología lumbar: revisión sistemática. *Revista Movimiento Científico, 14*(1): 74-86.
- Molina, C. (2019). Efectividad de la gimnasia abdominal hipopresiva en las cadenas musculares posteriores. *Revista de la Universidad de Almería*, 1-25.
- Navarro, B. *et al.* (2017). Respuesta muscular durante un ejercicio hipopresivo tras tratamiento de fisioterapia pelviperineal: valoración con ecografía transabdominal. *Revista Elsevier Fisioterapia, 39*(5): 187-194.
- Netter, F. (2011). *Atlas de anatomía humana* (5ª ed.). Sección 1. Elsevier Masson.

- Pelier, B. y Vila J. M. (2020). Rehabilitación física del suelo pélvico: ejercicios de Kegel y gimnasia abdominal hipopresiva. *Invest Medicoquir*.
- Petros, P. (2007). The anatomy and dynamics of pelvic floor function and dysfunction. En *The female pelvic floor* (2ª ed.), (pp. 14-50). Springer.
- Pilat, A. (2003). Postura. En *Terapias miofasciales: inducción miofascial* (pp. 103-158). McGraw Interamericana.
- Prados, J. C. *et al*. (2017). *Anatomía quirúrgica del suelo pelviano*. Departamento de Anatomía y Embriología Humana I. Facultad de Medicina Universidad Complutense de Madrid. Tema 1: 3-18.
- Prieto-Andray, C. *et al*. (2017). Ecografía para la valoración del suelo pélvico femenino. Revisión sistemática. *Revista Elsevier Fisioterapia*.
- Rami-Colás, C. y Martín-Nogueras A. M. (2015). Tratamiento de fisioterapia de la escoliosis idiopática: Schroth versus gimnasia abdominal hipopresiva. *Revista Elsevier Fisioterapia*.
- Rebullido T, Villanueva C. (2012) La gimnasia hipopresiva en un contexto de actividad físico-saludable y preventiva. *Trances*. 4:215-30.
- Rial, T. y Pinsach, P. (2012). Principios técnicos de los ejercicios hipopresivos del Dr. Caufriez. *EFDeportes.com. Revista Digital, 172:* 1-10.
- Rial, T. y Pinsach, P. (2015). *Ejercicios hipopresivos, mucho más que abdominales* (5ª ed.). Sección 2, 3 y 4. La Esfera de los Libros.
- Rial, T. y Rubio, B. (2015). Propuesta didáctica basada en el ejercicio hipopresivo para alumnado de Bachillerato. *Revista Digital de Educación Física*, (37): 50-61.
- Rial T, Sousa L, García E, Pinsach P. (2014) Efectos inmediatos de una sesión de ejercicios hipopresivos en diferentes parámetros corporales. *Cuestiones de fisioterapia: revista universitaria de información e investigación en Fisioterapia*, 43(1):13-21.
- Rubio, N. E. *et al*. (2021). Neurodinámica del nervio mediano como tratamiento del dolor cervical radicular. *Revista Cubana de Reumatología, 23*(3): 1-13.
- Schünke, M., Schulte, E. y Schumacher, U. (2005). *Prometheus. Texto y atlas de Anatomía*. Tomo 1. Médica Panamericana.
- Seco, J. (2018). *Sistema respiratorio. Métodos, fisioterapia clínica y afecciones para fisioterapeutas*. Médica Panamericana.

- Unda, F., Rodríguez, D. y Calvo, C. (2016). Revisión de la literatura y actualización de la movilización neural en el miembro inferior. *Eur J Pod. 2:* 50-56.
- Villaverde, C. (2018). Estructura y función del aparato respiratorio. En G. Valenza, L. González y M.ª J. Yuste (eds.), *Manual de fisioterapia respiratoria y cardiaca*. Síntesis.